AF355918

RAPPORT

SUR

LES EFFETS D'UN REMÈDE

PROPOSÉ POUR LE TRAITEMENT

DE

LA GOUTTE,

Fait à la Faculté de Médecine de Paris, au nom d'une Commission nommée par ordre du Ministre de l'intérieur,

Par M. HALLÉ, Rapporteur.

DEUXIÈME ÉDITION.

A PARIS,

Chez {
MÉQUIGNON l'aîné, Libraire, rue de l'École de Médecine, n°. 9, vis-à-vis celle Hautefeuille ;
Et Madame HUZARD, Imprimeur-Libraire, rue de l'Éperon-Saint-André-des-Arts, n°. 7.

1810.

AVERTISSEMENT.

Lᴇ Gouvernement, qui a demandé l'avis de la Faculté sur le remède de M. *Pradier*, ne l'a fait imprimer en entier qu'à un très-petit nombre d'exemplaires. Nous avons pensé qu'il y auroit à craindre, si ce Rapport paroissoit imprimé d'autre part, que son texte, et les observations qui lui servent de preuves, ne se trouvassent associés avec des faits dont l'authenticité ne pourroit être avouée des Commissaires, et pussent servir de prétexte à des prétentions portées au-delà des limites dans lesquelles ils ont cru devoir restreindre l'idée qu'on peut se former de son utilité. Les conséquences qui en résulteroient, et le danger qu'elles entraîneroient, seroient nulles si le remède n'étoit pas secret; mais il l'est; et dès-lors il ne peut être vanté outre mesure, d'abord sans devenir dangereux par l'excès de confiance qu'on se seroit efforcé d'inspirer, ensuite sans finir par perdre dans l'opinion la valeur même qu'on doit réellement lui attribuer. C'est dans ces vues que nous avons consenti à la proposition que nous ont fait Madame *Huzard* et M. *Méquignon*, de l'imprimer de nouveau. Il est en tout ici conforme à l'édition publiée par ordre du Ministre. Nous y avons joint seulement, dans un Supplément séparé, des réflexions que de nouvelles observations nous ont suggérées depuis, et qui nous ont semblé nécessitées par des erreurs qu'auroient dû écarter les termes dans lesquels nous nous étions exprimés, et les précautions que nous avions prises pour qu'on ne se fît pas une idée fausse de notre opinion sur cette méthode.

RAPPORT

LES EFFETS D'UN REMÈDE

PROPOSÉ POUR LE TRAITEMENT

DE LA GOUTTE.

CHARGÉS par la Faculté de Médecine d'examiner un remède proposé par M. *Pradier*, pour le traitement des maladies goutteuses, nous avons pris toutes les mesures qui nous ont paru propres à nous faire connoître exactement ses effets.

La recette de M. *Pradier* nous avoit été remise par le secrétariat de la Faculté ; mais l'auteur nous a déclaré qu'elle pouvoit être très-simplifiée, et il nous l'a confiée avec les réductions et les doses qu'il emploie habituellement. Nous avons préparé ce remède nous-mêmes avec des drogues que nous nous sommes procurées chez divers pharmaciens, et en prenant d'ailleurs les précautions nécessaires pour que la composition n'en pût être connue que de nous.

Dans l'intention de nous assurer si la formule que nous employions étoit absolument conforme à celle de M. *Pradier*, nous avons destiné la préparation que nous avions faite au traitement de quelques malades; et cette préparation, apportée par nous-mêmes à chaque visite, étoit employée sous nos yeux par M. *Pradier*, selon sa méthode. Assurés que les effets étoient les mêmes avec l'une et l'autre préparation, nous avons continué de laisser M. *Pradier* opérer sous nos yeux sur d'autres malades avec le remède préparé par lui.

Nous avons encore préparé nous-mêmes ce remède, dans le dessein de tenter des expériences comparatives sur des personnes exemptes de tout soupçon de goutte, afin de reconnoître les effets généraux et la manière d'agir de ce topique.

Toutes ces observations et ces expériences ont été consignées dans des procès - verbaux dressés avec exactitude. Nous avons aussi recueilli, d'après le récit de personnes dignes de foi, des observations antérieures à nos expériences, quand leur authenticité, le caractère et l'instruction de ceux qui nous en rendoient compte, ne donnoient pas lieu de douter de leur exactitude. Nous avons aussi vérifié des observations déjà publiées, et qui avoient acquis une certaine célébrité.

Les fonctions dont nous sommes chargés d'ail-

leurs au sein même de la Faculté, l'impossibilité
de réunir dans un hospice la classe d'hommes le
plus communément atteints de la goutte, l'obli-
gation de les aller trouver à des distances très-
considérables, auroient rendu impraticable, faute
de temps et de loisir, l'exécution de ces mesures :
nous avons prié M. *Nysten*, dont la Faculté con-
noît les talens et le zèle, de se réunir à nous. Nous
devons à ses soins l'exactitude et l'étendue des
notes sur lesquelles ont été dressés nos procès-
verbaux, et nous nous empressons ici de lui donner un témoignage bien sincère de reconnoissance
et d'estime.

Ces procès-verbaux sont déposés au secrétariat
de la Faculté, accompagnés d'une table analy-
tique des faits qu'ils contiennent, et numérotés
conformément aux extraits annexés à ce rapport.

Le remède de M. *Pradier* consiste dans un
cataplasme de farine de graine de lin très-épais et
très-chaud, à la surface duquel il répand une liqueur dont la couleur est jaune et l'odeur spiri-
tueuse, mêlée de celle du safran. Cette teinture
n'est point immédiatement imbibée à cause de la
viscosité du cataplasme ; c'est pour cette raison
que M. *Pradier* emploie la farine de graine de
lin exclusivement à toute autre. Il enveloppe de
ce cataplasme dans une étendue considérable les
membres auxquels il fait son application. Ce sont

ordinairement les jambes, quelle que soit la partie du corps affectée de la goutte. Il les couvre presque toujours entièrement jusqu'au-dessous du genou. Il tâche que le cataplasme conserve le plus de chaleur possible pendant tout le temps que dure l'application. Elle dure communément vingt-quatre heures. Au bout de ce temps elle est renouvelée et répétée autant de fois que les circonstances le font regarder comme nécessaire. Cependant, lorsque ces applications se continuent long-temps, on les interrompt au bout de sept ou huit, pour faire reposer le malade.

Ainsi un cataplasme émollient, faisant une enveloppe presque imperméable par sa viscosité, une teinture tonique et aromatique, et une assez forte chaleur dont tout l'appareil est pénétré, constituent essentiellement les applications qui sont le seul moyen employé par M. *Pradier*. Il n'entre dans sa liqueur aucune substance qui, par sa nature, puisse avoir un effet nuisible, et elle ne contient point non plus d'opium.

Nous exposerons d'abord quels sont les effets immédiats du remède, abstraction faite de l'état, goutteux ou non, de la personne à laquelle on l'applique. Nous parlerons ensuite de ses effets relatifs à la goutte, et des changemens qu'il paroît occasionner dans ceux qui en sont atteints ; et nous finirons par donner sommairement une idée des observations dont nous déposons les procès-verbaux entre les mains de la Faculté.

I.

Effets du Remède étrangers à la Goutte.

Abstraction faite de la goutte et des changemens qui peuvent avoir lieu sous ce rapport à la suite des applications du remède de M. *Pradier,* voici quels sont les effets immédiats et sensibles de ce remède. Nous les avons observés, non-seulement sur des goutteux, mais aussi sur des personnes qui n'étoient aucunement atteintes de goutte, et qui ont consenti à se prêter à cette épreuve que nous pouvions leur assurer être sans inconvéniens notables, et sur-tout sans aucun danger.

1°. A la levée des appareils, on ne voit extérieurement aucune rougeur, point de cloches ou phlyctènes : l'épiderme est entier, la couleur de la peau est naturelle ; la peau elle-même est amollie, attendrie, humectée ; la peau de la plante des pieds ou de la paume des mains est plissée, ridée, frippée.

Cet effet est le même, soit qu'on applique le cataplasme de graine de lin seul, soit qu'on l'emploie avec addition de la liqueur dont M. *Pradier* l'arrose.

2°. La surface des jambes et des pieds est cou-

verte d'une exsudation humide, blanchâtre, plus
ou moins abondante : une partie de cette exsudation se voit à la surface du cataplasme enlevé,
une autre sur la surface de la peau, et en passant
par-dessus une lame de couteau, et pressant légèrement, on en enlève qui paroît être plus profondément accumulée dans les pores.

Il faut cependant distinguer la matière qu'on
enlève ainsi, à la suite des premières applications,
de celle qui se présente aux suivantes. La matière
qu'on enlève d'abord est épaisse, blanche, et a
la couleur et la consistance du suif amolli par la
chaleur. Elle est formée des débris accumulés de
l'épiderme, humectés par le cataplasme, et s'observe sur-tout à la plante du pied, où ces débris
sont plus abondans que par-tout ailleurs. Il n'y a
encore là rien de particulier au remède, et le
cataplasme peut seul produire tout cet effet.

Dans les applications ultérieures, l'exsudation
devient plus humide ; elle est blanchâtre et paroît
bien distincte du cataplasme et de la liqueur ; elle
augmente ordinairement en continuant le remède,
et la sérosité que peut fournir alors la peau, devient assez abondante pour traverser le cataplasme,
mouiller les linges et les draps, ce qui n'a pas lieu
d'abord. Nous avons vu une personne chez laquelle, au bout d'un grand nombre de pansemens, la peau amollie s'est trouvée tellement per-

méable, sans être entamée ni dénuée de son épiderme, que, dans les intervalles des applications,
elle versoit, par une transudation sensible sous la
forme de gouttelettes, une sérosité qui humectoit
les draps, et en séchant leur laissoit une roideur
telle que l'auroit pu faire ou du blanc d'œuf ou de
la gomme.(Voy. *Analyse des procès-verbaux*,
n°. 58.)

Il est difficile de séparer assez bien cette matière, et de la ramasser en assez grande quantité
pour en donner une analyse exacte. La liqueur
qu'on peut recueillir, étant évaporée, laisse très-
peu de résidu; mais, en examinant comparativement la surface d'un cataplasme qui a reçu cette
exsudation, et celle d'un autre qui n'a point été
appliqué, et par conséquent ne la peut pas contenir, on trouve entre les deux des différences
sensibles, et, dans le premier, une quantité notablement plus grande de phosphate calcaire, et
les caractères d'une matière animale. (*Voyez*
l'Analyse.)

Cette exsudation se fait sous le cataplasme de
graine de lin seul; elle se fait plus abondamment,
à ce qu'il nous a paru, sous le cataplasme sur
lequel la liqueur a été répandue : elle a lieu chez
les personnes non atteintes de la goutte; mais,
chez les personnes goutteuses, il nous a semblé
qu'elle répandoit une odeur plus nauséabonde :

cependant il est difficile de distinguer ici les différences qui résultent de la maladie, de celles qui proviendroient de la différente constitution des individus. Très-peu de personnes n'en ont point eu du tout ; alors le cataplasme se lève presque sec. Elle a été aussi abondante dans des individus qui n'ont point été soulagés par le remède, que dans ceux qui en ont retiré le plus d'avantages ; et, en général, il nous paroît qu'on peut la regarder comme de même nature que la transpiration qui se rassemble sous les enveloppes faites de taffetas gommé, ou de toute substance difficilement perméable ; si ce n'est peut-être que l'humectation de la peau par un cataplasme visqueux et très-chaud, peut en augmenter beaucoup l'abondance.

3°. Un troisième effet que le cataplasme de M. *Pradier* produit, non-seulement chez les goutteux, mais encore chez ceux qui n'ont pas la goutte, est une douleur, caractérisée par la sensation d'une chaleur brûlante qui se porte spécialement à la plante du pied et au talon. Elle se déclare souvent à la seconde ou à la troisième application. Les malades en rapportent le sentiment dans l'épaisseur de la peau de ces parties, et rien extérieurement ne l'annonce. On ne voit ni rougeurs, ni phlyctènes, ni aucun signe apparent d'inflammation. Quand la douleur est très-forte, elle occasionne ordinairement une tuméfaction dans la partie, et la peau du pied, au lieu où elle joint celle de la plante, est alors quelquefois un peu rouge. Cette douleur est souvent tellement forte, qu'elle surpasse de beaucoup l'intensité des douleurs ordinaires de goutte articulaire ; et elle devient insupportable, au point que plusieurs goutteux ont mieux aimé renoncer au remède, que de continuer à l'éprouver. Cependant on la modère facilement et sûrement, en interposant entre le cataplasme et la plante du pied seulement, un linge fin ou une mousseline pliée en deux ou en quatre. Cette douleur est quelquefois, au contraire, légère, et se borne à un sentiment désagréable dans les mêmes parties, avec chaleur et battement, ou à un simple picotement. Quelques malades ne s'en plaignent pas ; mais ils sont en petit nombre. Souvent elle ne s'étend pas au-delà du talon. Dans les applications faites aux bras et aux mains, le même genre de douleur se fait sentir dans la paume des mains. Son siège nous paroît être spécialement dans le tissu fibreux dont est rempli le tissu cellulaire sous-cutané de ces deux parties ; car rien de semblable n'a lieu dans aucune autre partie de la peau. Quelquefois cette douleur est accompagnée d'une autre de même nature, mais moindre, à la base du gros orteil et à l'articulation du pied. Nous avons observé cette douleur, même dans les personnes de l'hospice du Sud qui s'étoient soumises à nos épreuves, quoique leur état ne donnât lieu à aucun soupçon de goutte, ni individuelle ni héréditaire.

· Si l'on enveloppe les deux jambes, l'une avec le cataplasme préparé à la manière de M. *Pradier*, et arrosé de sa liqueur, et l'autre avec un cataplasme de graine de lin simple et sans addition, la douleur se développe d'abord dans la jambe qui est couverte du premier appareil, et non dans l'autre. Si l'on alterne, la douleur alterne aussi ; mais elle continue souvent d'avoir lieu dans la jambe qui l'a déjà éprouvée ; et celle qui, après avoir reçu en premier lieu le cataplasme simple, vient à être couverte du cataplasme arrosé de la teinture, l'éprouve plus prompte et plus vive ; toutes choses égales, que si elle recevoit ce dernier appareil sans avoir précédemment été couverte de l'autre. Nous avons fait ces observations sans prévenir les personnes des changemens que nous faisions, ni de la différence des appareils dont les jambes étoient enveloppées. Ainsi nous nous sommes crus autorisés à attribuer le développement de cette douleur spécialement à la réunion de la liqueur au cataplasme, et à penser que le cataplasme contribuoit d'ailleurs beaucoup moins à cet effet que la teinture aromatique dont il est recouvert.

4°. Nous mettrons encore au nombre des effets généraux de ce traitement, 1°. *une foiblesse des jambes et leur émaciation ,* lorsque les applications ont été long-temps réitérées. Ces effets nous ont paru être une suite de l'exsudation abondante qui en étoit sortie : nous croyons pouvoir les comparer à la foiblesse de jambes qu'éprouvent les personnes qui ont long-temps gardé le lit, et qui y ont sué abondamment ; 2°. une *sensibilité de la plante des pieds* qui rend la marche pénible, en appuyant sur le sol, et qui dépend sans doute du genre de douleur dont nous avons parlé ; 3°. enfin, chez quelques personnes, après les premières applications, de l'agitation, de l'insomnie, quelquefois une activité augmentée, qui rend souvent la digestion plus rapide, donne au malade le sentiment d'un appétit plus grand et d'une force plus considérable : nous avons vu aussi les règles provoquées hors leurs temps, à la suite de ces applications. Nous ne parlons pas des démangeaisons ni des boutons qui quelquefois se portent sur les jambes ; ce sont des accidens dépendans de causes ou de dispositions purement individuelles, et l'on sait que plusieurs personnes ne peuvent recevoir la moindre application sur la peau sans qu'elle se couvre de boutons.

Tels sont les effets que nous avons observés également sur des personnes saines et sur des personnes goutteuses. Il sera facile maintenant de distinguer les effets généraux de ce remède de ceux qu'il peut produire spécialement dans les affections de la nature de la goutte, par conséquent d'apprécier sa manière d'agir, ainsi que le genre d'utilité dont il peut être dans le traitement de ces maladies.

Pour résumer cette première partie de nos observations, nous dirons que l'effet général du remède de M. *Pradier* est, par la réunion d'une teinture aromatique et d'un cataplasme émollient et visqueux, pénétré d'une assez forte chaleur, l'un et l'autre appliqués ensemble sur une surface fort étendue du corps, d'humecter, d'amollir la peau, de provoquer une exsudation abondante à travers ses pores, et, sans altérer la surface et la texture de cet organe, d'exciter plus profondément une irritation, dont l'effet semble se porter sur quelques parties spécialement, telles que le tissu souscutané de la plante des pieds et des talons, le tissu semblable de la paume des mains, et même les fibres qui forment les attaches ligamenteuses des articulations voisines.

II.

Effets du remède sur les personnes attaquées de Goutte.

Nous allons maintenant rendre compte des

effets que nous avons observés particulièrement quand le remède a été appliqué sur des individus attaqués de goutte. Il est des cas où ces effets ont été avantageux, et ont pu être regardés comme de véritables succès ; il en est d'autres où le remède a été sans effet utile. Notre objet est de déterminer, avec autant d'exactitude qu'il sera possible, les uns et les autres ; nous commencerons par ceux où les applications faites par M. *Pradier* ont été souvent suivies de succès. On concevra aisément que, dans ces cas même, ou dans tous ceux qui présentent des apparences semblables, on ne doit pas s'attendre à des effets tellement constans, qu'ils ne souffrent aucune exception. Il n'est aucun remède qui présente un pareil avantage. Mais il nous a suffi d'avoir observé ces effets assez fréquemment, et dans des circonstances dans lesquelles on ne pouvoit d'ailleurs s'attendre à les voir survenir spontanément, pour que nous nous crussions en droit de les proposer à la vérification des gens de l'art, et de les considérer comme dignes de leur attention.

Il faut distinguer dans la goutte les accès douloureux, aigus, d'une durée variable, mais passagers, et qui ne laissent après eux que des traces peu sensibles ; et les altérations fixes, avec ou sans douleur, tôt ou tard occasionnées par la goutte dans le tissu des parties, quand elles ont été plus ou moins souvent le siège des accès aigus de cette maladie.

1. Nous parlerons d'abord des gouttes caractérisées par des accès aigus. Les sujets de nos observations ont été des accès aigus. Les sujets de nos observations ont été des accès ordinaires de goutte aiguë, et sur-tout de goutte périodique, d'une durée habituelle connue plus ou moins longue, pris à l'approche ou au commencement des invasions, ou dans l'intensité la plus vive des douleurs ; des accès répandus sur plusieurs articulations à-la-fois ; portés sur les viscères intérieurs ; formant des névralgies extrêmement douloureuses ; compliqués avec des maladies de nature différente et en aggravant les symptômes ; et nous avons aussi soumis au même traitement les rhumatismes articulaires, dont l'analogie avec la goutte autorisoit suffisamment cette tentative.

Nous prenons pour exemple une personne goutteuse, dont la goutte est de nature à revenir par accès d'une durée plus ou moins longue. Nous la considérons, ou dans le commencement d'un accès d'une durée connue, ou dans le temps voisin du retour prévu de la goutte. Dans ce dernier cas, voici ce qui arrive en général. Rarement à la première application, plus souvent à la seconde, ordinairement à la troisième, il se forme une attaque de goutte sur l'articulation d'un des pieds sur lesquels l'application a été faite. En même temps, ou plus tard, ou même sans que ces articulations soient prises, la douleur du talon, de la plante des pieds, ou de la paume des mains dont nous avons parlé, se déclare; d'autres fois, au contraire, la douleur articulaire se développe seule, et la douleur plantaire est ou nulle ou foible. La durée de l'accès de goutte ainsi provoqué est moindre que ne seroit celle d'un accès ordinaire, soit que l'application ait été faite l'accès commencé ou avant les premiers signes de son développement. Dans ce dernier cas, l'accès provoqué paroît tenir lieu de l'accès naturel, et n'être que cet accès avancé et accéléré. La même accélération a lieu quand le remède est appliqué dans un accès de goutte parvenu à sa plus grande intensité, et un effet ordinaire alors est une prompte modération de la douleur et le rétablissement du sommeil.

Dans les gouttes déjà anciennes et périodiques qui atteignent plusieurs articulations, et dont les accès se développent dans toutes, ou à-la-fois, ou au moins dans le cours d'une même invasion, les applications ayant été faites aux jambes, non seulement la goutte s'est développée sur le pied, mais encore elle s'est déclarée en même temps plus ou moins promptement dans les autres articulations qui en étoient ordinairement affectées, et même dans quelques-unes qui n'en avoient pas été encore atteintes, quoique non comprises dans l'étendue couverte du cataplasme. Nous avons vu plusieurs fois les doigts de la main ainsi occupés, tandis que le pied éprouvoit également un accès vif et accéléré (n°. 13 et d'autres); mais nous avons eu des exemples de gouttes portées sur les articulátions des mâchoires, des vertèbres cervicales et du thorax, le pied étant libre; et pour lors l'application ayant été faite aux jambes, le malade a été calmé, les articulations du tronc se sont débarrassées, et l'accès s'est ensuite développé au pied avec violence, souvent après avoir atteint passagèrement les articulations intermédiaires (n°. 28, etc.).

Quand l'accès de goutte se développe vivement sur quelques organes internes, il cause des suffocations, des vomissemens, des douleurs d'estomac, d'entrailles, de reins et de névralgies violentes. Dans ce cas, M. *Pradier* applique le plus souvent son remède aux jambes. Nous n'avons point, en général, pu être avertis de la première application, parce que, dans ces sortes de circonstances, l'urgence n'a pas permis d'attendre notre réunion; mais nous avons vu, peu d'heures après, quelques malades ainsi affectés, et nous avons recueilli chez d'autres personnes les mêmes faits

sur des rapports dignes de foi et bien circonstan-
ciés. Voici l'effet qui a été généralement observé.
Peu d'heures après l'application du remède, nous
avons vu les douleurs internes se calmer, le malade s'endormir et se réveiller soulagé (n°. 23,
26, etc.). La goutte ne se manifeste pas toujours
au pied dans la première application ; mais elle
s'y établit ordinairement à la seconde et plus fortement à la troisième ; les périodes ensuite en
sont rapides et la terminaison prompte : quelquefois cependant les douleurs internes se dissipent,
sans que l'accès articulaire ait été très-sensible
(n°. 26).

Les causes des névralgies ne sont pas toujours
de la même nature que celles de la goutte ; mais
celle-ci peut produire, en se portant sur les nerfs,
des névralgies intenses. Nous avons vu appliquer
le remède de M. *Pradier* dans un tic douloureux,
dont on regardoit la cause comme goutteuse
(n°. 45). Après la troisième application, la douleur plantaire fut violente, et il se déclara un
accès de goutte à l'articulation des deux pieds et
à la base des deux gros orteils. Le tic diminua,
éprouva des interruptions, et une suspension totale de deux mois et demi, que le malade croyoit
devoir attribuer d'abord au remède ; mais d'autres circonstances ont pu y avoir part. Cet avantage ne s'est pas soutenu, et le tic est revenu

avec sa première force au bout de neuf mois, dans le courant de février dernier.

Nous avons un exemple plus évidemment heureux dans une sciatique très-violente, dissipée immédiatement après l'application du même remède (n°. 44). On conçoit que cet effet ne doit avoir lieu que dans les cas où ces sortes d'affections peuvent se convertir en un accès de goutte articulaire, et que ce cas n'est pas celui de toutes les névralgies, sans qu'on puisse, si ce n'est par des signes commémoratifs, juger avec certitude de leurs différences, et des occasions où ce remède pourroit leur devenir utilement applicable.

Souvent, dans des maladies très-différentes de la goutte, et au milieu même des maladies aiguës, des douleurs de goutte vague se mêlent aux autres symptômes et occasionnent des accidens qui peuvent devenir fâcheux. Nous avons vu dans une fièvre bilieuse pétéchiale, dont les redoublemens se marquoient en tierce, avec des symptômes menaçans, les douleurs alterner entre les extrémités inférieures et les entrailles, et se porter sur celles-ci, sur-tout la nuit et dans les redoublemens des mauvais jours (n°. 48). A la suite de l'application faite aux jambes, les coliques ont cessé, la marche de la maladie, débarrassée de cette complication, a paru devenir plus régulière, la convalescence s'est établie sans trouble, et le malade a été depuis exempt des douleurs d'entrailles auxquelles il étoit sujet auparavant, et que depuis long-temps il attribuoit à une cause goutteuse, dont il n'avoit pu encore se débarrasser. Nous avons vu le même effet dans une hépatite, que le soulagement apporté aux douleurs n'a pas empêché de devenir funeste (n°. 49).

Guidés par l'analogie, nous avons voulu essayer les mêmes applications dans les rhumatismes articulaires ; mais ici les succès ont été plus rares ou moins complets.

Parmi ces rhumatismes, il en est dont l'invasion est marquée par le frisson et la fièvre, et c'est au milieu de celle-ci que les douleurs se déclarent et qu'elles parcourent successivement les diverses articulations du corps. Ce sont alors des phlegmasies aiguës, dont le siège primitif paroît être dans la membrane séreuse des articulations : on les a désignées par le nom de *rhumatisme inflammatoire*, et elles se distinguent alors aisément de la goutte ; mais quand la fièvre se calme, et que les douleurs, continuant d'errer d'articulation en articulation, se prolongent et prennent un caractère chronique, on peut les confondre avec quelquesaffections de nature goutteuse. On distingue encore de la goutte, sous le nom de *rhumatisme articulaire*, des affections qui, quoique fixées autour des articulations, semblent les affecter moins profondément et moins exclusivement, ne paroissent point attachées et limitées comme elle aux parties ligamenteuses ou au tissu fibreux de l'articulation, s'étendent davantage aux parties environnantes, même aux muscles, aux nerfs et au tissu souscutané, sont plus errantes et plus variables qu'elle, s'étendent sur un plus grand nombre d'articulations à-la-fois que la goutte récente ; et répondent ordinairement plus immédiatement aux causes de refroidissement et d'humidité qui provoquent les douleurs rhumatismales : elles se convertissent quelquefois en véritable goutte, et sur-tout en goutte chronique.

Dans les affections de ce caractère, nous avons, à la vérité, des exemples de soulagemens opérés par les applications de M. *Pradier* (nos. 33, 35 et 36); mais nous avons vu, beaucoup plus que dans la véritable goutte, des cas où elles étoient sans effet sensiblement utile. Il s'est présenté des cas de ce genre, où les applications pratiquées aux jambes débarrassant une partie du corps, il falloit, pour obtenir le soulagement des articulations, soit de la partie supérieure du tronc, soit des membres thoraciques, reporter l'application sur les bras ou sur les mains (nos. 37, 38, etc.). Enfin nous avons vu dans des malades affectés à-la-fois de douleurs articulaires ou viscérales ayant le caractère goutteux, et de douleurs plus vagues, plus répandues, soit musculaires, soit névralgiques, être sensiblement et promptement soulagés et débarrassés des premières, et rester tourmentés des secondes, sans éprouver de soulagement dans celles-ci par la continuation du remède (n°s. 7, 36, etc.). Nous ajouterons que, dans les cas où le succès a été le moins satisfaisant, les malades n'en ont pas moins éprouvé, pour la plupart, et la douleur plantaire et l'exsudation cutanée.

Ainsi, les effets que nous avons observés dans les accès aigus de la goutte à la suite de l'application du remède de M. *Pradier*, ont été, 1º. le développement des accès dans les articulations des extrémités, sur-tout dans celles qui sont couvertes par le remède ; 2º. le calme prompt apporté dans les douleurs que causent les affections goutteuses, quand elles sont reportées sur des parties autres que les articulations des jambes et des bras ; 3º. l'accélération des périodes dans les accès naturels de la goutte aiguë, et leur terminaison plus prompte et en général plus complète:

2. Les gouttes fixes et chroniques, caractérisées par l'augmentation persévérante du volume des articulations, par la gêne des mouvemens avec douleur dans les efforts qui tendent à les exécuter, quelquefois indolentes dans le repos, et quelquefois douloureuses, avec des exacerbations correspondantes sur-tout aux changemens de temps,

sont un autre genre d'affection , ordinairement
consécutive de la goutte aiguë , quand les parties
ont été plus ou moins long-temps fatiguées par
les retours réitérés des accès de cette maladie.

Dans ces sortes de gouttes , il y a trois choses
sur lesquelles nous avons dirigé nos observations:
l'engorgement articulaire ; les douleurs fixes qui
accompagnent quelquefois cet engorgement ; et
les accès de douleurs vives et passagères qui , survenant outre cela à diverses périodes et sur diverses articulations , sont une véritable complication de la goutte aiguë avec la goutte fixe et
chronique.

Dans ce dernier cas, nous avons vu l'application
des cataplasmes, sans rien changer à l'état de la
goutte fixe , agir sur les accès de goutte aiguë ,
comme dans les cas de goutte ordinaire , les déterminer et les accélérer (n°s. 51, 52, etc.); nous
avons vu des vomissemens obstinés , dans une
goutte fixée au genou , cesser immédiatement après
l'application , pendant que la maladie du genou
ne recevoit du remède qui enveloppoit la partie
malade, qu'un très-foible soulagement (n°.54).

Dans les engorgemens goutteux , il faut distinguer , 1°. l'œdème des parties extérieures, qui
n'est qu'un symptôme variable; 2°. le gonflement
qui affecte les ligamens articulaires, et même les
nodosités qui se forment sur la tête des os et sur

le trajet des tendons qui s'y rendent , mais qui se dissipent quelquefois spontanément ; 3°. les tumeurs dures des mêmes parties , dans lesquelles les fibres ligamenteuses sont soulevées , tendues et écartées par des concrétions qui ont la consistance du plâtre ; 4°. enfin les ankyloses consécutives, qui se forment par une espèce de soudure entre les faces articulaires, lorsque les douleurs et la tuméfaction des ligamens ont tenu l'articulation dans une longue immobilité.

L'œdème extérieur se dissipe assez généralement à la suite de l'application des cataplasmes de M. *Pradier*. Les tumeurs élastiques , qu'on sent quelquefois plus profondément, et qui appartiennent spécialement à l'articulation , ne se dissipent point ; mais nous avons vu les simples nodosités disparoître (nos. 13 , 15 , 55 , etc.); nous avons vu , dans des engorgemens goutteux du genou , les rotules qui paroissoient fixes recouvrer sensiblement une mobilité assez étendue (nos. 57 et 58); et , dans des mains dont les doigts étoient réduits à une immobilité presque complète , l'arc qu'ils décrivoient encore sur leurs articulations, augmenter de quelques degrés , quoique les cataplasmes n'eussent été appliqués qu'aux jambes : mais lorsque l'engorgement n'étoit pas très-récent, cet effet s'arrêtoit bientôt , et ne passoit pas d'assez étroites limites ; à plus forte raison les difformités

qui suivent la tuméfaction des articles ne s'effa-
çoient - elles pas , et ne recevoient - elles tout au
plus que des diminutions peu considérables. Nous
ne parlons pas des ankyloses , dont aucun remède
n'opère la résolution quand elles sont véritables.
Les effets du remède de M. *Pradier*, dans tous
ces cas., peuvent se rapporter à ceux des applications émollientes et résolutives ordinaires ; et
nous ne pouvons pas assurer qu'elles aient, sur ces
applications , des avantages marqués.

Les douleurs qui sont propres aux engorgemens
goutteux fixes sont de deux espèces : les unes
ne se manifestent que dans les efforts que l'on fait
pour exécuter ou compléter la flexion des articulations engorgées ; elles dépendent de l'extension
que l'on fait alors éprouver aux fibres ligamenteuses , et ne se font point sentir dans l'état de repos. Il est des gouttes qui ne sont point accompagnées d'autres souffrances , ce sont les gouttes
indolentes. Les autres douleurs tourmentent le
malade , même dans le repos , et augmentent par
des exacerbations plus ou moins vives dans les
changemens de temps. Ni les unes ni les autres
ne nous ont paru éprouver de changement notable
et durable par le traitement de M. *Pradier*. Les
effets utiles qu'il a paru quelquefois produire dans
ces cas nous paroissent pouvoir se rapporter aux
complications des accès·de goutte aiguë avec la

goutte chronique (n°s. 51, 52, etc.) : d'autres changemens de peu d'importance tiennent à des conditions dépendantes d'un état de tuméfaction des parties, dans lequel d'autres applications eussent pu également réussir.

Nous concluons de ces observations que les avantages que le remède de M. *Pradier* a procurés quelquefois, avec une promptitude remarquable, à plusieurs malades attaqués de goutte aiguë, régulière ou vague, ne se sont point fait remarquer de même dans les gouttes fixes, chroniques, caractérisées par les engorgemens durables des articulations.

3. Les observations dont nous venons d'exposer les résultats ont pour objet les effets produits dans la goutte, ou quand elle est dans la force de ses accès, où quand elle est près de se développer ; il resteroit à déterminer, dans les cas où le remède de M. *Pradier* a eu quelque succès, quelle influence ce succès a pu avoir sur les retours ultérieurs de la même maladie.

Pour prononcer à cet égard, il faudroit avoir prolongé beaucoup plus nos observations. Il est quelques personnes sujettes à la goutte et à des retours fréquens de cette maladie, qui, ayant été délivrées d'accès très-violens, n'en ont point eu depuis de nouveaux, et s'en croient débarrassées (n°s. 3, 28, 30 et 35). C'est principalement dans les gouttes devenues vagues, que cette observation s'est présentée avec quelque évidence. Il est possible que l'avantage dont ces personnes s'applaudissent, ne soit pas différent de celui dont jouissent souvent quelques goutteux qui, après un accès violent et complètement terminé, sont souvent plusieurs années sans éprouver de nouvelles atteintes, sur-tout s'ils évitent, par un bon régime, tout ce qui peut donner occasion à la renaissance des accès. Nous avons vu au contraire des personnes attaquées de gouttes périodiques dont les accès sont revenus à leurs périodes ordinaires ; quelques-unes les ont éprouvés au même degré : d'autres avec moins de violence ; quelques-unes sont revenues aux mêmes applications, et plusieurs d'entre elles avec le même succès. Nous en avons au contraire une sous les yeux, qui ayant été promptement soulagée, et ayant été reprise, après avoir suspendu peut être trop-tôt les applications, n'a plus obtenu du remède réitéré le même soulagement. Il nous a paru, en général, que, dans les cas où le cataplasme étoit utile, on devoit en continuer les applications plusieurs jours par-delà le calme obtenu. Nos observations, jusqu'à cette heure, ne nous permettent donc pas d'assurer que le remède de M. *Pradier* ait un avantage qui s'étende au-delà de l'attaque au traitement de laquelle il aura été employé.

4. Une dernière considération est celle qui tombe sur la comparaison des effets de ce remède avec les autres par lesquels on se propose ordinairement d'obtenir les mêmes résultats. L'effet le plus remarquable que produise le remède de M. *Pradier,* est de rappeler la goutte sur les articulations, et de calmer les douleurs ou les spasmes qu'elle occasionne dans les parties sur lesquelles elle se porte dans ses écarts quand elle est vague. On tend à opérer le même effet avec les pédiluves stimulans, les sinapismes, les vésicatoires, et quelquefois la saignée. Dans les mêmes vues, on a employé les pédiluves mêlés d'acide muriatique, connus long - temps sous le nom de *Bains de Gondran.* Le témoignage authentique de médecins et de pharmaciens justement estimés, a accrédité aussi un remède encore resté sous le secret, et qu'emploie M. *Archidet.* Nous avons eu plus d'une occasion de comparer les effets de ces divers moyens dans les mêmes personnes, soit dans des attaques différentes et successives, soit dans une même attaque. Dans les observations dont nous déposons les procès - verbaux, on rencontre des exemples où les autres moyens s'étant trouvés inutiles, les applications du remède de M. *Pradier* leur ont été substituées, et ont eu un effet prompt et complet (n°s. 21, 24, etc.). Nous ne nous permettrons pas d'en conclure qu'elles au-

ront toujours et par-tout le même avantage ; mais, dans tous les cas où ce remède réussit, il a certainement celui de ne point altérer le tissu de la peau, et d'en augmenter, au contraire, la perméabilité et les fonctions excrétoires. L'inconvénient qui résulte de cet effet, porté quelquefois très-loin, et qui est une débilité musculaire dans les extrémités qui ont été le siège des applications, et une sensibilité de la plante des pieds qui rend pendant quelques jours la marche douloureuse, est une conséquence dont la durée ne nous paroît jamais devoir être considérable, et qui ne nous semble pas, en général, d'une grande importance.

Il y a long-temps, sans doute, que les médecins ont employé les cataplasmes dans les affections goutteuses ; mais il ne paroît pas qu'ils en aient remarqué des effets aussi prononcés que ceux dont nous avons été témoins. Nous ne voyons pas non plus qu'on ait fait une attention spéciale à ceux que produit l'association d'une teinture aromatique à ces cataplasmes ; au moins n'en a-t-on pas assez tenu compte pour que l'usage s'en soit conservé. *Celse* conseille quelque chose de semblable dans le chapitre intitulé *des Douleurs qui affectent les mains et les pieds*. (Liv. iv, c. 24, éd. d'*Almeloveen*.) Le cataplasme qu'il indique après un pédiluve très-chaud d'eau de mer est fait avec la racine d'*hibiscus* cuite dans le vin :

mais des recherches d'érudition thérapeutique nous éloigneroient trop de l'objet principal de ce rapport, qui étoit de déterminer l'effet réel, et, autant qu'il est possible, la manière d'agir du remède proposé par M. *Pradier*.

Ce remède est sans doute susceptible d'être réduit à des combinaisons beaucoup plus simples que celles qui entrent dans sa composition. Mais cette analyse, qui ne seroit pas difficile, et dont quelques expériences comparatives faites par les malades eux-mêmes contiennent les élémens, supposeroit la liberté de parler des substances qui composent ce remède et de la manière dont on le prépare, et cette liberté, par la nature de la commission dont nous sommes chargés, nous est interdite.

Il nous reste à présenter un tableau sommaire des observations qui nous ont fourni les résultats généraux que nous venons de présenter.

Nous avons réuni dans les procès-verbaux de ces observations celles qui ont présenté des succès remarquables, celles qui n'en ont présenté que de foibles et d'équivoques, et celles dans lesquelles le succès a été nul.

Nous les avons partagées :

1. En gouttes d'accès aigus, portées sur les

articulations des extrémités, et nous avons dis‑
tingué les gouttes accidentelles et passagères, des
gouttes constantes et périodiques ;

.2. Gouttes d'accès vagues, portées sur les arti‑
culations du tronc ou sur les viscères intérieurs ;

3. Rhumatismes articulaires, aigus ou chro‑
niques ;

4. Névralgies dues à une cause goutteuse ou
présumée telle ;

5. Gouttes formant complication dans des ma‑
ladies étrangères à la goutte ;

6. Gouttes fixes, chroniques, avec engorge‑
mens, compliquées d'accès périodiques de goutte
aiguë ;

7. Gouttes fixes et chroniques, avec engor‑
gemens articulaires indolens ;

8. Gouttes fixes et chroniques, avec engorge‑
mens articulaires, habituellement douloureux,
s'exaspérant dans les changemens de temps.

Nous aurions pu faire une section pour les
maladies consécutives, dont l'origine est due à
la goutte. Elles sont ordinairement organiques,
et par-là même incurables ; c'est pour cela que
nous n'en avons point parlé.

Ces huit séries contiennent ensemble les notes
ou les procès-verbaux détaillés de soixante-quatre
observations, déposés au secrétariat de la Faculté,

et d'où sont déduits les résultats contenus dans ce Rapport.

La première série , celle des gouttes d'*accès aigus, articulaires ,portés sur les extrémités,* contient *dix-huit* observations. *Treize* présentent un soulagement prompt, et une terminaison accélérée et complète des accès ; *trois ,* une terminaison incomplète ; *deux,* nul effet utile , et les circonstances d'un de ces derniers cas sont appréciées.

La seconde série , celle des gouttes *à accès aigus , vagues , portés sur le tronc ou sur les viscères,* contient *quatorze* observations : toutes ont présenté pour résultat un soulagement immédiat, et presque toutes une terminaison prompte et complète, les unes avec, les autres sans développement d'accès articulaire sur les extrémités auxquelles s'est faite l'application. Une seule d'entre elles, après un soulagement prompt, offre une terminaison qui ne s'est opérée qu'au bout d'un mois ; mais les douleurs qui constituoient cette maladie , duroient depuis quatre mois, et augmentoient progressivement.

La troisième série, celle des *rhumatismes articulaires aigus,* contient *onze* observations. *Huit* présentent des soulagemens prompts et remarquables; *deux* ne présentent qu'un succès équivoque ; *une* n'offre aucun succès.

La quatrième série, celle des *névralgies pre-*
sumées goutteuses, contient *trois* observations.
L'*une* offre l'exemple d'une *sciatique* soulagée
immédiatement ; la *seconde*, d'un *tic doulou-*
reux, dans lequel un accès de goutte parut provoqué par le remède, et fut suivi d'un succès
apparent qui ne s'est pas soutenu assez long-
temps pour qu'on pût en tirer une conclusion dé-
cidément favorable ; la *troisième* consiste dans
des douleurs articulaires, vagues, dépendantes
d'une *cause hystérique*, et entretenue par des
circonstances particulières dans lesquelles ce remède a été entièrement inutile.

La cinquième série, celle des maladies non
goutteuses, mais *compliquées de goutte*, présente
quatre observations. *Deux* offrent l'exemple de
la cessation des symptômes attribués à la goutte ;
après cette cessation, la maladie principale a suivi
sa marche ordinaire, et a pu être terminée suivant ses propres indications. *Deux* autres présentent la cessation de quelques symptômes goutteux ; mais les maladies principales, essentiellement funestes, ont eu l'issue à laquelle on devoit
s'attendre.

La sixième série, celle des gouttes *articulaires,*
fixes et chroniques, compliquées d'accès ai-
gus, et même de goutte vague, contient *sept*
observations. Deux d'entre elles présentent un

soulagement considérable, dans les accès aigus et même dans les douleurs habituelles. Dans l'une d'elles le soulagement s'est étendu même à l'affection goutteuse chronique, mais non jusqu'à guérison ; *une autre* présente l'exemple d'accidens de goutte vague portée sur l'estomac, immédiatement calmés : mais l'affection articulaire fixe et chronique persiste. Les *quatre* autres présentent des effets incertains sur les symptômes aigus, et nul avantage notable quant à l'affection articulaire chronique.

La septième série, celle des *gouttes articulaires chroniques, avec engorgemens indolens*, ne contient qu'*une* seule observation, dans laquelle quelques effets utiles très-passagers n'ont amené aucune amélioration durable.

La huitième série enfin, celle des *gouttes fixes chroniques, avec engorgemens douloureux*, contient *six* observations. *Trois* ont présenté des soulagemens plus ou moins remarquables, mais point de terminaison complète ; *trois* n'ont présenté ni soulagement ni terminaison heureuse.

Ainsi, sur soixante-quatre observations, il y a *quarante-un* exemples de succès remarquables, *onze* de succès équivoques, et *douze* de succès nuls ; et les circonstances de ceux-ci ont pu en général être appréciées avec exactitude.

Il en résulte que les conditions des succès qu'on

peut attendre du remède de M. *Pradier*, ont été fixées sur un nombre suffisant d'observations de tout genre, autant qu'il étoit possible de le faire dans une maladie qui n'est pas du nombre de celles dont on peut aisément multiplier les observations dans les hospices, et de manière à faire connoître aux médecins les circonstances dans lesquelles il est convenable de l'employer.

Outre cela, des expériences faites sur des personnes non goutteuses, à dessein de reconnoître la manière d'agir du moyen de M. *Pradier*, ont eu lieu sur *quatre* individus différens ; un d'eux n'étoit atteint d'aucune infirmité, les autres avoient été retenus par des maladies très-étrangères à la goutte. Ainsi, la somme des observations sur lesquelles sont établies les conclusions de ce Rapport, est de soixante-huit.

CONCLUSIONS.

Les observations dont nous venons de rendre compte à la Faculté nous paroissent dignes de l'attention des médecins, et mériter qu'ils s'occupent de les vérifier par leur expérience.

D'après les faits qu'elles contiennent, dont une partie présente des résultats favorables, et qui nous paroissent dus à l'application du moyen proposé par M. *Pradier*, l'avantage de ce remède scroit d'accélérer les périodes et la terminaison

des accès de goutte aiguë, d'en calmer quelquefois très-promptement les douleurs, d'en favoriser le développement, spécialement sur les articulations des membres thoraciques et abdominaux,
et en même temps de faire cesser, souvent très-
rapidement, les accidens qui résultent des atteintes portées par la goutte vague sur les différentes régions du tronc et sur les viscères, de
produire ces effets par une irritation déterminée
particulièrement sur la plante des pieds ou la
paume des mains, même sur les articulations voisines (1), sans altérer le tissu de la peau, et en
favorisant au contraire et augmentant les excré-
tions auxquelles cet organe livre passage ; et si
l'expérience de nos confrères s'accorde avec ce
que nous avons vu, il leur paroîtra que, dans
plusieurs cas, ce remède non seulement peut être
avantageusement employé, mais même peut souvent mériter la préférence, par la promptitude de
ses effets et leur peu d'inconvénient, sur plusieurs
des autres moyens communément mis en usage
dans les mêmes circonstances.

Nous pensons donc que la Faculté peut répondre

(1) On pourroit conclure de quelques-unes des observations que nous avons recueillies, que l'effet utile cesse
d'avoir lieu quand la paume des mains ou la plante des
pieds ne sont point comprises dans l'étendue que couvre
l'application des cataplasmes. (*Voy.* n°. 24.)

au Ministre, que le remède proposé par M. *Pradier* mérite d'être distingué comme pouvant être utile dans les cas indiqués dans ce rapport ; mais que, comme il se pourroit, s'il étoit appliqué hors de propos et dans des circonstances dans lesquelles il ne doit pas convenir, qu'il résultât des inconvéniens, moins de son action que du temps précieux perdu dans l'emploi d'un moyen qui se trouveroit alors inutile, il nous paroît à désirer que le Gouvernement écarte ces dangers, en prenant des mesures pour sa publication.

ANALYSE

DES

NOTES ET DES PROCÈS-VERBAUX

RELATIFS

AUX OBSERVATIONS ANNONCÉES DANS CE RAPPORT.

PREMIÈRE SECTION.

Gouttes régulières, accès aigus aux articulations des extrémités.

PREMIÈRE OBSERVATION.

Extrait des détails rédigés par la personne même, homme instruit dans les sciences relatives à la Médecine, âgé de trente-cinq ans.

État antérieur.

Le malade avoit long-temps éprouvé des atteintes de goutte, par accès, sans périodicité ; elles avoient été traitées seulement par le régime et les exercices. Dans l'automne de 1807, il survint un accès au pied, qui disparut, et se porta à la poitrine avec oppression. La goutte fut rap-

pelée au pied , mais imparfaitement, par les sinapismes ; le genou gauche resta long-temps embarrassé et douloureux.

État dans lequel l'application a été faite.

En mai 1808, l'accès se renouvelle au pied ,
augmentant progressivement d'intensité. *Au troi-*
sième jour, l'application du remède est faite
aux jambes ; elle est suivie d'un soulagement
immédiat.

Le remède est interrompu au bout de trois
jours.

L'accès se renouvelle violemment.

On fait une nouvelle application.

Le calme suit immédiatement après.

Nouvelle interruption après cinq jours.

La douleur se renouvelant , l'application est
réitérée ; en tout , il a été fait douze applications
après lesquelles il n'y a plus eu de récidive.

État ultérieur.

Point de retour des accidens (1).

---

(1) Toutes les fois que cette remarque est faite , sans
spécifier de temps , il faut l'entendre de l'époque où a été
fait le rapport, c'est-à-dire, en avril 1809. La personne
dont il est question dans cette observation, a elle-même
fait, avec le même succès, l'application du remède de
M. *Pradier* à des prisonniers anglais tourmentés de goutte.

DEUXIÈME OBSERVATION.

*Homme âgé de cinquante-trois ans, sanguin,
d'une bonne constitution.*

État antérieur.

Depuis quelques années le malade éprouvoit
pendant l'été des douleurs légères aux deux tarses.

État dans lequel l'application a été faite.

En 1806, le 27 décembre, à la suite d'une
purgation un peu forte, il survint une douleur
aiguë au genou gauche, puis au genou droit,
aux pieds et aux articulations des membres supérieurs, avec engorgement, augmentant toujours. Au bout de trois semaines aucun mouvement n'est libre, toutes les articulations sont
entreprises.

On fait l'application aux deux jambes.

Les douleurs sont calmées immédiatement ;
le sommeil est tranquille.

Les douleurs se font sentir seulement dans les
mouvemens ; en huit applications tout est dissipé.

Une menace nouvelle s'annonce par des en-
gourdissemens douloureux.

On fait de nouvelles applications ; le calme est
rétabli dès la première ; les dernières furent faites
au bras ; il y en a eu dix.

Rétablissement parfait, nulle récidive.

TROISIÈME OBSERVATION.

Homme âgé de quarante-six ans, d'une forte constitution., d'un tempérament bilieux, né de parens non goutteux.

État antérieur.

Dans l'hiver de 1803, après un excès de travail, il se déclara des douleurs aiguës dans les membres supérieurs et inférieurs, et dans toutes les articulations, avec gonflement et rougeur. On employa des cataplasmes de graine de lin, qui furent suivis d'un peu de calme, seulement au bout de six jours ; le régime étoit délayant.

Les mouvemens restèrent douloureux ; la convalescence eut lieu seulement au bout de trois mois et demi.

L'effet des laxatifs faisoit revenir les douleurs articulaires, et le malade en étoit repris aussi aux changemens de temps.

État dans lequel l'application a été faite.

Au commencement de septembre 1807, il survint une nouvelle attaque semblable à la première, sur-tout à la hanche gauche et aux deux genoux ; elle avoit duré neuf jours, et il y avoit insomnie complète depuis cinq jours.

On fait l'application du remède aux deux jambes ; le soulagement est prompt et immédiat, le sommeil revient, la liberté des mouvemens est rétablie ; il y a eu seulement cinq applications.

État ultérieur.

Le malade n'est plus sensible aux changemens de temps quand les genoux sont tenus chaudement.

QUATRIÈME OBSERVATION.

Homme âgé de soixante ans, d'un tempément sanguin, avec embonpoint, né de parens non goutteux.

État antérieur.

A trente ans il lui survient une douleur aiguë aux gros orteil du pied droit, avec gonflement, inflammation, grande chaleur ; la douleur n'est dissipée complètement qu'au bout de six semaines.

Après deux ans, nouvel accès, qui fut dissipé au bout d'un mois ; trois à quatre ans après, troisième accès ; ensuite, les intervalles furent plus longs, les accès moindres, en même temps que la vie fut mieux réglée. Dans les accès, on faisoit usage de cataplasmes de graine de lin entière, avec du beurre et du sel ; ces cataplasmes soulageoient assez promptement.

Dans les intervalles, le malade ressentoit des douleurs passagères aux mêmes articulations dans les changemens de temps.

État dans lequel l'application a été faite.

Après un intervalle de trois ans, en février 1806, il survient un accès au pied droit.

(42)

Les applications de M. Pradier *sont faites au pied droit.*

Il s'ensuit un soulagement immédiat, et beaucoup plus prompt que précédemment.

L'accès passe au pied gauche.

On fait la deuxième application aux deux pieds.

Le calme suit immédiatement ; la liberté des mouvemens est rétablie en peu de jours.

Le remède a été continué environ quinze jours, au bout desquels il restoit seulement un peu de foiblesse. Depuis, le malade n'a plus éprouvé de douleurs, et il a été entièrement rétabli.

CINQUIÈME OBSERVATION.

Le sujet est un militaire d'un grade supérieur.

État antérieur.

Dès 1792, le malade avoit éprouvé quelques atteintes de goutte qui s'étoient dissipées à Saint-Domingue.

État dans lequel l'application a été faite.

A son retour en France, la goutte s'est reproduite ; se portant d'abord d'un pied à l'autre, puis s'attachant aux deux pieds avec élancemens, causant du côté droit une douleur brûlante, du côté gauche le sentiment d'un froid glacial.

On fait l'application du cataplasme.

La douleur est dissipée en deux heures de temps.

L'enflure disparoît.

On continue le remède jusqu'à treize applications.

Depuis, nulle trace de goutte ne s'est fait sentir.

SIXIÈME OBSERVATION.

Homme âgé de trente-cinq ans, d'un tempérament fort, bilieux, né d'un père sujet à un rhumatisme goutteux.

État antérieur.

Dès l'âge de vingt ans, il éprouve des douleurs rhumatismales, vagues, revenant par intervalles, sur-tout dans les grandes chaleurs ; d'abord, elles attaquent les membres, elles se portent ensuite sur le devant de la poitrine, et sont détournées par les pédiluves de moutarde.

Le 30 mars 1807, il éprouve une attaque de goutte au gros orteil du pied gauche, avec douleurs aiguës, gonflement, rougeur.

Elle diminue au bout de quatre jours ; au huitième jour la marche reste difficile ; au bout d'un mois seulement, il peut marcher avec un soulier lacé ; il cesse de boiter seulement à la fin de juillet.

État dans lequel l'application s'est faite.

Le 15 janvier 1808, par un temps de neige,

il éprouve un nouvel accès avec une douleur très-aiguë.

On fait, le 17, *l'application du remède ;* il s'ensuit d'abord de vives douleurs, puis du calme et du sommeil.

A la deuxième application, cessation de douleurs, mais avec une légère oppression.

Le traitement est suspendu pendant deux jours après la quatrième application ; le malade éprouvoit seulement alors des douleurs générales. On en fait ensuite quatre autres ; on suspend pendant cinq jours ; le malade sort sans éprouver de douleurs ; une marche forcée lui rend de la douleur et de la rougeur ; le cataplasme est repris, mais alors (le 1er. février,) par le conseil de M. *Pradier*, vu le peu de vivacité des douleurs, il est arrosé seulement d'eau-de-vie, au lieu de la liqueur ordinaire ; on en fait autant les deux ou trois jours suivans.

Dès la première application la douleur se calme, et l'exsudation blanchâtre a lieu comme avec la liqueur ordinaire. Le malade ayant ensuite gagné du froid à la fin de mars, a recouru, à diverses reprises, au même moyen qui a continué de procurer du calme, et toutes les douleurs ont enfin cessé. Le malade a continué en même temps de mettre des bas de laine, de se couvrir convenablement, et d'user d'un régime fort exact.

SEPTIÈME OBSERVATION.

Homme âgé de cinquante ans , fort , d'un tempérament sanguin ; marin distingué.

État antérieur.

Depuis dix ans , il étoit sujet à une affection goutteuse , portée particulièrement aux pieds et aux genoux , avec douleur vive , suivie de gonflement et de rougeur ; se portant d'une articulation à l'autre durant une quinzaine de jours , revenant chaque automne , et se dissipant sans laisser de nodosités.

Depuis quelques années , il éprouve , même dans les intervalles des accès , des douleurs articulaires , avec gêne dans la marche.

État dans lequel l'application a été faite.

Dans l'automne de 1807, il survient un accès aux genoux et aux pieds.

Le septième jour , douleur excessive , insomnie , impossibilité de se remuer et de se mettre seul au lit.

On fait l'application aux deux jambes ; elle est suivie immédiatement de calme et de sommeil ; au réveil , le mouvement s'exécute facilement.

Le cinquième jour , il sort pour affaires ; il est saisi par un froid vif , éprouve le renouvellement de ses douleurs.

On recommence l'application, qui est suivie de calme et de rétablissement des mouvemens.

État ultérieur.

Il repart pour se rendre à la flotte ; il éprouve à la mer quelques douleurs vagues dans les membres.

De retour en 1808, il éprouvoit des céphalalgies nerveuses, sans caractère prononcé de goutte, avec tintemens, bourdonnemens, pour lesquels on fit l'application du remède au bras ; mais ces applications n'ont eu que des succès incomplets ; la démarche restoit un peu gênée : le départ du malade pour se rendre à son poste, n'a pas permis de continuer les observations.

HUITIÈME OBSERVATION.

Homme âgé de trente-neuf ans, d'un tempérament lymphatique, né d'un père goutteux.

État antérieur.

Dès l'âge de seize ans, en été, il éprouve des douleurs aiguës dans toutes les articulations, avec gonflement et rougeur ; elles durent douze jours, et sont suivies de nodosités persistantes sur les tendons extenseurs des deux mains.

A vingt-quatre ans, survient une semblable attaque, bornée aux hanches, aux genoux et aux pieds. Le malade reste alité deux mois ; l'attaque se termine sans laisser de trace.

A trente-deux ans , attaque encore plus douloureuse , bornée aux genoux et aux pieds , avec
gonflement considérable du genou gauche. Le
malade reste alité deux mois , ne pouvant supporter le poids des couvertures ; ne guérit complètement qu'au bout de quatre mois , conserve
une nodosité au gros tendon des deux jambes ,
avec amaigrissement de la cuisse droite.

État dans lequel l'application s'est faite.

Le 25 septembre 1808 , survient une douleur
aiguë dans les deux tendons affectés ; gonflement
des malléoles et des pieds , et élancemens dans
les genoux ; le malade est forcé de s'aliter.

Le 28 , *on fait l'application aux jambes ;* le
malade, une heure après, est soulagé, prend un peu
de sommeil , éprouve un picotement sans douleur
à la plante des pieds.

Le 1er. octobre , la douleur se fait sentir seulement dans les mouvemens , et point dans le
repos.

Le 12 , le traitement cesse après quatorze
applications ; il reste une foiblesse des jambes et
des cuisses.

L'attaque est terminée complètement en quinze
à dix-huit jours.

NEUVIÈME OBSERVATION.

Homme âgé de cinquante-huit ans , d'une famille goutteuse du côté maternel, d'un tempérament sanguin , replet.

État antérieur.

Il éprouve à l'âge de vingt-cinq ans la première attaque de goutte , par une douleur vive à la base du gros orteil gauche , avec gonflement. Cette douleur est dissipée au bout de quelques jours ; les attaques reviennent ensuite tous les cinq ans, et plus souvent.

En 1791 , une attaque dura pendant quatre jours.

En 1793 , une nouvelle attaque dura deux mois ; mais débuta par dix heures de grandes souffrances.

En 1798 , elle dura neuf jours , avec douze heures de grandes souffrances.

En 1803 , l'attaque fut de deux mois.

En 1806 , elle fut de deux mois encore.

État dans lequel l'application a été faite.

En 1808 , le malade éprouve divers accès consécutifs ; et enfin il en survient au mois d'août un dernier au pied gauche , qui duroit encore au mois d'octobre ; alors une vive exacerbation étend la goutte aux deux pieds.

L'application s'est faite le 21 , à huit heures

du soir ; elle est suivie d'une augmentation de douleurs, de dix à une heure ; le calme et le sommeil succèdent alors.

Le lendemain, le malade se lève.

Le 25 il sort.

Il reprend ensuite les applications jusqu'au nombre de quatorze : il est parfaitement délivré ; les mouvemens des pieds sont plus libres, et se font en tout sens, mieux qu'auparavant.

DIXIÈME OBSERVATION.

Homme âgé de trente-deux ans, d'un tempé-rament sanguin, né d'un père goutteux.

État antérieur.

A vingt-quatre ans, il éprouva une douleur subite à la base du gros orteil du pied gauche, pendant vingt-quatre heures ; à trente-un ans, en été, par cause morale, il est saisi d'une affec-tion douloureuse et caractérisée de colique hépa-tique. La région du foie est gonflée ; il n'est délivré qu'au bout de deux mois.

État dans lequel l'application s'est faite.

L'année suivante, le 19 de mai, il est pris d'une douleur au pied gauche, avec gonflement, rougeur, sur-tout à la base du gros orteil ; il est alité avec fièvre, insomnie, etc. La douleur va toujours croissant ; un cataplasme émollient l'aug-mente ; elle s'étend au cou, à la tête.

L'application est faite le 21 ; immédiatement après, calme, sommeil ; la douleur de tête est dissipée, les douleurs des extrémités diminuent progressivement. Après la troisième application, on suspend le traitement à cause de la sensibilité de la plante des pieds, sur-tout des talons.

Six applications ont terminé le traitement, et toutes les traces de douleurs se sont ensuite évanouies.

ONZIÈME OBSERVATION.

Homme âgé de cinquante-cinq ans, d'un tempérament sanguin, né de parens non goutteux ; il exerce la médecine.

État antérieur.

A trente-neuf ans, à la suite de longs voyages, il éprouva une douleur aiguë au genou droit, avec rougeur autour des condyles ; cette douleur se renouvela au même lieu annuellement pendant quatre à cinq ans ; elle duroit dix à quinze jours.

L'usage de l'*eau d'Husson* (purgatif drastique) paroît produire du soulagement.

La douleur s'établit ensuite aux pieds et à la plupart des articulations trois à quatre fois par an ; elles sont courtes : cela dure sept ans.

Puis, l'attaque se fait sentir une seule fois dans l'année, en automne et en hiver, et dure alors cinq à six semaines, et jusqu'à deux ou trois mois,

parcourant successivement toutes les articulations.

Le remède d'Archidet est employé avec soulagement sur la fin de l'accès.

Il y eut aussi une seconde fois du soulagement
en usant du même remède au commencement de
l'accès ; mais l'accès n'en dura pas moins deux à
trois mois.

.Le remède indiqué par M. *Cadet-de-Vaux*
fut employé sans effet autre que l'affoiblissement
de l'estomac.

L'extrait d'aconit, à la dose de demi-grain ,
un grain, un grain et demi, deux grains et jusqu'à quatre, calme les douleurs ; quelques nodosités disparoissent ; les vertiges , le trouble de la
vue , forcent à abandonner ce remède.

Il y eut ensuite un accès de trois mois en 1807 ;
et en 1808 un accès de cinq semaines.

Outre cela , des douleurs habituelles se font
sentir entre les accès, sur - tout le matin , et se
dissipent par l'exercice.

État dans lequel l'application s'est faite.

Le 17 septembre 1808 , une douleur se fait
sentir à la main, au coude , à l'épaule gauche ,
avec gonflement œdémateux de la main et du
coude, où existoit aussi une tumeur élastique : il y
a encore douleur à l'index de la main droite et
dans les muscles du dos.

4 *

On fait l'application le 19 aux deux jambes.
Elle est suivie d'abord d'augmentation dans les douleurs.

De la troisième à la quatrième application, le malade éprouve une douleur arthritique au genou, et des douleurs brûlantes à la plante des pieds. Les douleurs des bras et du dos sont calmées.

Les mouvemens du bras sont rétablis ; le gonflement élastique des coudes a subsisté ; tous les autres symptômes se sont évanouis, tant aux bras qu'aux jambes ; l'accès a été terminé absolument en quinze jours.

DOUZIÈME OBSERVATION.

Homme de cinquante-neuf ans, d'un tempérament sanguin, né d'un père goutteux.

État antérieur.

A cinquante-quatre ans, en 1804, au mois de mai, ayant été mouillé, il est pris de toux et d'une douleur aiguë à la malléole externe gauche, avec fièvre, gonflement, rougeur. Au bout de trois jours la douleur se porte au pied droit, et alterne de l'un à l'autre.

Il est retenu au lit huit à dix jours, marche pendant quinze avec des béquilles, puis un mois avec difficulté.

En mai 1806, il est repris de toux, de douleur, *de fièvre par accès,* avec exacerbation des douleurs.

En mai 1807, il éprouve une douleur au coude gauche, promptement terminée. En octobre, une douleur se porte aux deux pieds, encore précédée d'un rhume avec fièvre dans le jour, et redoublement de douleur dans l'accès ; la terminaison a lieu au bout de deux mois et demi.

En 1808, en différens temps, des douleurs passagères, sourdes, se font sentir aux pieds.

Etat dans lequel l'application a été faite.

Au 25 octobre 1808, survint un mal de gorge, avec toux, sans fièvre.

Le 1er. novembre 1808, douleur vive de la malléole externe gauche.

Le 2, gonflement et rougeur ; le malade est alité, il a *de la fièvre* le soir, avec redoublement de douleurs.

Le 3, la douleur est au pied droit.

Le 4, elle est aux deux pieds et au genou.

Le 6, tous les mouvemens sont extrêmement douloureux, les mouvemens du pied impossibles, et le malade reconnoît dans son état les préliminaires de ses grandes douleurs.

On fait l'application aux deux jambes.

Dans la première, il éprouve encore *un frisson*, mais moins de chaleur et moins de douleur ; la tumeur du genou gauche est augmentée, mais la douleur est moindre.

A la deuxième, *moindre frisson*, accès moindre que le précédent.

A la troisième, *nul frisson*.

L'attaque est complètement terminée après la quatrième application; plus de fièvre, de douleur, ni de difficulté dans les mouvemens.

TREIZIÈME OBSERVATION.

Homme âgé de cinquante-quatre ans, de constitution forte, d'un tempérament bilieux-sanguin; né d'un père légèrement goutteux, et mort à soixante-trois ans; adonné à la chasse.

État antérieur.

A dix-huit ans il éprouva une douleur dans les gros orteils, qui fut passagère.

A vingt-huit ans, ayant été logé dans une habitation humide, il a contracté un rhumatisme goutteux aux lombes et à l'articulation de la clavicule avec l'omoplate, ainsi qu'à celle de la jambe avec le pied gauche.

Cette douleur fut d'abord aiguë, et ne se termina cependant qu'au bout de quarante jours.

La marche fut difficile pendant quinze mois; le malade éprouva un amaigrissement du mollet gauche, qui reprit ensuite son volume.

Il y eut un intervalle de deux ans, après lequel le malade eut des accès à divers intervalles, qui d'abord étoient de deux ans.

Les douleurs passoient d'une articulation à une autre.

En 1793, à la suite d'une plaie contuse à la jambe, il éprouva une douleur arthritique au pied gauche, qui ne se dissipa qu'au bout de trois mois.

Il y eut trois ans d'intervalle, et les accès ensuite se sont de plus en plus rapprochés.

Depuis 1804, l'articulation du pied gauche est restée douloureuse et gonflée; et indépendamment de cette affection fixe et permanente, les accès de goutte se sont régularisés, revenant constamment au printemps et à l'automne, et quelquefois trois fois dans l'année, avec *fièvre en double tierce*, accompagnant le soir les exacerbations journalières.

La durée totale des accès étoit au moins de six semaines.

L'accès a eu lieu une fois à la poitrine, quelquefois à la vessie, avec rétention d'urine que la sonde faisoit cesser, et alors les douleurs reprenoient leur siège ordinaire.

État dans lequel l'application a été faite.

L'accès de l'automne 1807 a été retardé et n'a paru qu'en janvier 1808; il s'est soutenu sans interruption, excepté un peu de relâche en février, annoncé par des urines sédimen-

teuses ; néanmoins l'accès n'avoit point véritablement cessé, quand au mois d'avril il s'est
renouvelé avec la vivacité d'un nouvel accès ,
correspondant à l'accès ordinaire du printemps.

Le siége de l'accès étoit au pied et au genou
gauche ; la jambe restoit dans l'état de demi-
flexion , l'extension étant rendue impossible par
la vivacité des douleurs. Le genou droit étoit
engorgé et douloureux ; l'articulation de la
première avec la deuxième phalange de l'index de la main gauche , étoit douloureuse et engorgée.

L'articulation de la première et de la deuxième
phalange de l'annulaire étoit engorgée, sans douleur ; la flexion du médius , incomplète ; le malade éprouvoit aussi des douleurs passagères dans
les poignets ; les urines étoient claires comme
dans les accès forts.

On fait l'application le 9 *avril aux deux
jambes.*

Du 9 *au* 20. Le 9 , il éprouve des frissonne-
mens légers, le soir, ainsi que les deux jours
suivans ; il a eu du sommeil la nuit.

Les douleurs des genoux sont dissipées ; le
mouvement de la jambe gauche est libre : il y
a quelque augmentation dans les douleurs des
articles supérieurs.

Le 11 , il éprouve la douleur plantaire , et

néanmoins différentes douleurs vagues au coude , à l'angle de l'omoplate , à la crête illiaque.

Le 15 , beaucoup de mouvemens sont devenus libres, et l'empâtement se dissipe peu-à-peu.

Du 20 au 27, suspension du remède.

Le 23 , il sort en voiture, monte et descend les escaliers ; les pieds enflent le soir beaucoup moins qu'avant le traitement.

Le 27 , un peu de gêne est revenue aux doigts de la main , et détermine une réapplication , après laquelle la gêne diminue sensiblement.

Le 2 mai , on remarque la disparition d'un ganglion attaché au tendon extenseur du petit doigt de la main gauche.

En tout , il avoit été fait quinze applications de vingt-quatre heures chacune. Les applications suivantes eurent lieu seulement le soir ; il n'existoit plus qu'un peu de foiblesse dans les membres , elle se dissipa.

Le malade revient à ses exercices ordinaires , qui sont la chasse , le violon , ainsi qu'à ses affaires ; tous les mouvemens sont libres.

État ultérieur.

Les accès de l'automne et du printemps suivant ont été de courte durée.

QUATORZIÈME OBSERVATION.

Homme âgé de trente-cinq ans, d'un tempérament sanguin, d'une forte constitution, n'ayant point de parens goutteux.

État antérieur.

Il y a dix ans, en 1798, au mois de septembre, il éprouva des douleurs aiguës articulaires avec gonflement et rougeur, à l'articulation de la hanche, aux genoux, aux pieds, aux épaules, aux articulations des membres supérieurs ; il s'est alité trois semaines.

En 1803 (cinq ans après) même attaque qui dure cinq semaines.

Il est sujet ensuite à des douleurs articulaires, sur-tout à la base des gros orteils.

État dans lequel l'application s'est faite.

En 1807, au mois de novembre, nouvelle attaque de trois semaines ; bientôt après, douleurs aiguës à l'épaule gauche et aux muscles postérieurs du cou ; gêne des autres articulations, douleurs toujours croissantes.

L'application est faite aux jambes, à sept heures du soir.

Le soulagement s'établit le lendemain à midi ; il y a du gonflement, sans douleur, aux pieds ; le mouvement d'abduction du bras est libre.

A la seconde application, la douleur est plus

diminuée encore, les mouvemens plus faciles ; la convalescence a lieu au bout de sept applications ; néanmoins les douleurs articulaires, passagères, et celles des gros orteils, se renouvellent quelquefois encore comme ci-devant.

QUINZIÈME OBSERVATION.

Homme âgé de cinquante ans, d'un tempérament sanguin, d'une constitution robuste, d'une origine non évidemment goutteuse, menant une vie active, peu sobre, usant beaucoup de vin et d'eau-de-vie.

État antérieur.

A trente-cinq ans, le malade éprouve du gonflement et de la rougeur à la malléole externe du pied droit ; la douleur est très-vive et croissante ; il ne peut sortir qu'au bout de six semaines.

Au bout de six mois, même accident ; le mal s'est porté aux diverses articulations, et a duré trois ou quatre semaines.

Il revient ensuite tous les six mois, quelquefois trois fois l'an, soit été, soit hiver, durant quelquefois trois semaines, quelquefois six. La douleur croît pendant quelques jours, se modère ensuite ; elle s'est portée une fois sur le sacrum ; il s'est formé des nodosités aux doigts des deux mains.

Des empâtemens se forment aux articulations

des deux pieds , sur-tout du droit ; point aux genoux.

Le malade marchoit habituellement avec une canne , et boitoit du pied droit.

État dans lequel l'application s'est faite.

Après sept mois d'intervalle , le 23 avril 1808 , un accès aux pieds , aux mains , aux genoux , aux coudes , aux épaules , terminé le 10 mai , reprend le 14 , en commençant par le genou droit.

Application aux deux jambes le 20 ; sixième jour de la reprise.

Le calme ne s'établit aux extrémités supérieures que vers le quatrième ou cinquième jour.

La douleur de la plante des pieds ne se fait sentir qu'au septième.

La goutte alors étoit bornée aux pieds.

Le dixième jour les douleurs étoient dissipées.

On continue les applications pendant vingt jours.

Une nodosité au doigt médius de la main gauche s'est dissipée.

Etat ultérieur.

Les articulations en général étoient plus libres qu'après les autres accès ; les deux pieds étoient égaux en volume et dans les proportions naturelles ; l'extension restoit difficile , dans le pied droit sur-tout ; il y avoit de la foiblesse dans les jambes , et le malade a conservé quelque temps une telle sensibilité à la plante des pieds , que dans les premiers temps il étoit obligé de se servir de béquilles; depuis il a continué de boiter un peu, et d'éprouver, après avoir été long-temps debout, du gonflement aux articulations des pieds, mais beaucoup moins qu'avant le traitement; il étoit dans cet état au 1er. juillet.

SEIZIÈME OBSERVATION.

Homme âgé de cinquante - cinq ans, d'un tempérament bilieux, d'une constitution forte, d'origine non goutteuse.

État antérieur.

A cinquante-trois ans, dans l'été de 1805, il fut pris tout-à-coup d'une douleur vive dans le gros orteil du côté gauche, sans gonflement ni rougeur; la douleur cessa en une demi-heure.

Cette douleur revint plusieurs fois dans l'année.

Depuis un an, les douleurs reviennent avec le caractère inflammatoire au gros orteil, dans la partie voisine du tarse, et à l'articulation du pied; elles se renouvellent tous les trois mois, sur-tout aux changemens de temps, retiennent quelquefois le malade au lit, se dissipent en huit jours.

Le 24 décembre 1807, le malade éprouva un accès plus fort, la douleur s'étendit au talon et au mollet, dura huit jours.

État dans lequel l'application s'est faite.

Après un léger accès en mars, il en survient

un le 21 avril au gros orteil gauche et au tarse ; la douleur augmente , gagne l'articulation du pied.

On fait l'application le 23.

Les alternatives des douleurs augmentées et diminuées , et la durée peu différente de celle des accès précédens , ne permettent pas d'attribuer ici un succès évident au moyen de M. *Pradier;* cet accès a paru cesser à-peu-près au terme ordinaire.

DIX-SEPTIÈME OBSERVATION.

Goutte accompagnée d'une cachexie séreuse.
Homme âgé de cinquante ans, d'un tempéra-
ment bilieux, d'une origine non goutteuse.

État antérieur.

Six mois après une fièvre intermittente quotidienne , ou double tierce opiniâtre , à l'âge de quarante ans, en septembre, ce malade est saisi , sans cause connue , d'une douleur subite avec gonflement douloureux et inflammation de la malléole externe du pied droit ; il pouvoit marcher : cette attaque dura six semaines.

Nouvelle attaque au mois de mars suivant , à la malléole et au genou droit ; celle-ci dura six semaines.

La douleur revint tous les ans à la même époque , et pendant trois ans , au même endroit seulement , puis au genou gauche , au pied gauche , aux épaules, à d'autres articulations; enfin aux poignets.

Les accès duroient de cinq à six semaines; puis ils se prolongèrent davantage; la force de l'accès duroit trois semaines, et se faisoit sentir plus fortement aux genoux et aux articulations des pieds.

Depuis quelques années, il ne se passoit pas trois jours sans que le malade éprouvât de vives douleurs dans ces articulations, et dans d'autres encore.

État dans lequel l'application s'est faite.

Depuis sept mois le malade ne peut sortir habituellement sans béquilles.

Les jambes s'étendent incomplètement sur les cuisses, et les cuisses sur le bassin.

Les environs des tarses, les jambes et les genoux, gonflés et douloureux au toucher, *sont environnés d'un œdème qui conserve l'impression du doigt;* les bras s'écartent difficilement du corps; les avant-bras s'étendent difficilement sur le bras; la pronation et la supination sont libres, et les poignets libres aussi.

En juin 1808, un accès subit se porte sur les articulations des deux pieds; les jarrets sont roides, les jambes restent fléchies plus que de coutume, etc.

On fait l'application du remède le 10 *juin.*

Au bout de quatre ou cinq heures, picotement à la plante du pied, avec chaleur; désenflement, douleur des genoux diminuée.

Les picotemens deviennent ensuite plus ardens, et font éprouver la douleur d'une pelle rouge.

Le 13, démangeaison aux jambes ; désenflement presque total ; facilité d'étendre les jambes sur les cuisses ; les genoux ne sont plus douloureux.

Le 14, douleur de l'épaule droite, et gonflement non douloureux du poignet droit.

Les ardeurs de la plante des pieds sont réduites à des picotemens et des démangeaisons.

Le 18, le malade marche sans béquilles dans sa chambre.

Le 9 juillet, il est sorti de chez lui pour aller à ses affaires ; on a cessé les applications au bout de quatorze jours : mais l'*œdème a continué* sans douleurs aiguës ; il a augmenté ; il n'a pas cessé de s'étendre ; l'hydropisie s'y est jointe ; et cette cachexie séreuse gagnant tout le corps, le malade a succombé.

DIX-HUITIÈME OBSERVATION.

Homme âgé de cinquante-huit ans, militaire dès dix-sept ans; d'une constitution robuste, d'un tempérament sanguin, ayant subi quatorze à quinze traitemens mercuriels jusqu'à quarante-deux ans, faisant usage de vin, de liqueurs, de café, de bière.

État antérieur.

Dans un traitement antivénérien, à vingt-quatre

ans, il avoit éprouvé une contraction forte de la jambe sur la cuisse, qui n'a cédé qu'aux eaux de Barége, et n'a été totalement guérie qu'après un second voyage.

A quarante-deux ans, au printemps, au milieu d'un excès de débauche, il éprouve une attaque subite et une douleur vive au gros orteil droit, s'étendant au bord interne du pied; puis, au genou droit, avec gonflement et douleur. Cet accès dura six semaines.

Sur ces entrefaites, il subit un nouveau traitement mercuriel pour une maladie syphilitique.

A quarante-cinq ans, au mois d'avril, autre attaque au gros orteil et au genou droit; elle dure un mois.

Depuis, tous les ans, attaque semblable au mois de décembre, de plus en plus vive, douloureuse, durant souvent trois mois, commençant par les deux gros orteils, passant au genou, aux poignets, quelquefois à la poitrine, d'où elles étoient rappelées au genou par les pédiluves sinapisés, avec la moutarde, le vinaigre et l'ail.

Les accès étoient violens pendant quinze jours ou trois semaines, et n'étoient dissipés qu'au bout de trois mois.

Dans les intervalles, la marche est difficile.

État dans lequel l'application s'est faite.

Un accès étoit survenu le 22 décembre 1807 ; il étoit terminé le 10 mars.

Après quelques excès, l'accès revient le 26 ; le 29, les douleurs sont très-vives.

Application du remède de M. Pradier, *le 29 mars.*

Augmentation de douleur dans la première application, puis diminution, puis augmentation nouvelle : on fait huit à neuf applications seulement ; au mois de mai le malade marchoit difficilement, et son accès n'avoit été terminé ni mieux ni plus tôt qu'à l'ordinaire.

Résumé de la première série d'Observations.

En résumant et comparant les observations contenues dans cette première série, on voit que, sur dix-huit observations, dont les malades sont tous des hommes, onze sont de gouttes sujettes à des retours dont les intervalles étoient irréguliers, se rapprochant toujours de plus en plus, et chaque accès se prolongeant à mesure de ce rapprochement. Dans les sept autres (7, 10, 12, 13, 15, 16, 18), la goutte se renouveloit par des retours devenus réguliers ; dans les uns, tous les ans ; dans les autres, tous les six mois, au printemps et à l'automne ; dans un enfin, tous les trois mois environ. Dans deux, les accès sont accompagnés d'une fièvre ayant des redoublemens en tierce et double tierce (12, 13).

Sur dix (1 à 10), l'application du remède, faite dans la douleur même, a été suivie dès la première fois d'un soulagement immédiat, c'est-à-dire, qu'il s'est opéré dans l'espace d'un petit nombre d'heures.

Sur un (14), le soulagement s'est opéré, dans la première application, au bout de dix - sept heures.

Sur cinq (11, 12, 13, 15, 17), le soulagement s'est opéré après plusieurs applications successives, plus ou moins promptement, en comparaison de ce qu'on avoit lieu d'attendre.

Sur quatre (6, 9, 11, 18), l'application a été suivie immédiatement d'une augmentation dans les doulenrs de l'accès, à laquelle a succédé bientôt le calme dans les observations 6 et 9.

Sur quinze, la marche de l'accès, comparée aux accès antérieurs et jugée par la progression de l'accès même et sur son terme probable, a été sensiblement accélérée (1 à 15).

Sur trois (14, 15, 17), la terminaison a été incomplète.

Sur un (17), dont la goutte étoit accompagnée de cachexie séreuse, l'accès même ayant été accéléré, et la liberté de marcher en partie rétablie, mais la marche restant toujours pénible, le ma-

5 *

lade a succombé par les progrès et les suites de la cachexie, qui a fini par l'anasarque et l'hydropisie des cavités.

Sur deux (16, 18), il n'y a eu ni amélioration sensible, ni terminaison qu'on pût attribuer au remède. L'un d'eux (18) usoit d'un régime très-peu convenable, avoit été plusieurs fois atteint de maladies vénériennes, et n'étoit pas encore exempt des restes équivoques de cette maladie.

Des nodosités ont disparu dans deux d'entre les malades (13, 15).

Enfin, entre les gouttes dont les retours périodiques avoient lieu à des époques constantes, la seule de cette série dont nous ayons pu voir les périodes se renouveler, est revenue après le traitement aux époques ordinaires, mais avec moins de force et d'une moindre durée ; le malade a trouvé, comme précédemment, dans de nouvelles applications, un moyen de se soulager et d'accélérer le terme de ses accès (13).

Le nombre des applications a été de quatre jusqu'à vingt. Souvent elles ont été quittées et renouvelées à plusieurs reprises, soit à cause du renouvellement des douleurs, soit pour des menaces de récidives ; et dans la plupart des cas qui ont été suivis de succès, elles ont été prolongées au-delà de l'époque où le soulagement a paru complet.

DEUXIÈME SECTION.

Gouttes aiguës; Accès vagues, portés sur d'autres parties que sur les articulations des extrémités.

DIX-NEUVIÈME OBSERVATION.

Fille de vingt-un ans, d'un tempérament lymphatique, d'origine non goutteuse.

État antérieur.

CETTE jeune fille étoit depuis long-temps attaquée de douleurs de tête, revenant à divers intervalles, de quinze jours, de trois semaines, d'un mois, sans signes antérieurs de goutte.

État dans lequel l'application a été faite.

Il survient tout-à-coup une céphalalgie aiguë, reprenant tous les jours de huit heures du matin à trois heures et demie du soir, avec élancemens, chaleur, rougeur du visage; leur siège est au sinciput.

Les vésicatoires à la nuque, les sangsues aux tempes, les pédiluves sinapisés, les fumigations, sont inutiles.

Le même état persévérant depuis huit jours, *on fait l'application du remède de* M. Pradier; on y comprend la partie moyenne du bras gauche et l'avant-bras jusqu'aux mains.

La première application est suivie seulement de picotemens ; la seconde, de douleurs brûlantes à la paume des mains : après la seconde, la céphalalgie n'est plus revenue. On a fait neuf applications.

État ultérieur.

Sept mois après, la personne n'avoit éprouvé aucun retour de ses douleurs.

VINGTIÈME OBSERVATION.

Femme âgée de quarante-neuf ans, d'origine non goutteuse, d'un tempérament nerveux, mère de plusieurs enfans.

État antérieur.

Elle est, depuis cinq ans, sujette à des céphalalgies violentes, dont la première attaque a duré deux mois ; on les combattit d'abord inutilement avec les vésicatoires à la nuque, les bains, etc.

Elle en éprouvoit des retours à époques régulières, et souffroit, dans les intervalles, des douleurs habituelles, pendant la nuit, aux articulations des genoux.

État dans lequel l'application a été faite.

En octobre 1808, après quinze mois de tranquillité du côté de la tête, la malade éprouva des tiraillemens violens dans tout le côté gauche du crâne ; les douleurs articulaires des membres continuoient d'avoir lieu.

Au bout de six semaines de ces douleurs obs-

tinées , *on fait l'application du remède de*
M. Pradier *à l'avant-bras gauche.*

Une heure après , la tête se dégage et la malade
éprouve une douleur lancinante à la paume de la
main , avec gonflement à la paume , sans rougeur.

Au bout de trente-six heures , il s'établit un
calme complet , tant de la part de la céphalalgie
que des douleurs articulaires nocturnes.

Le sommeil se rétablit.

Il y a eu neuf applications.

Depuis , la malade a éprouvé une seule attaque , de vingt-quatre heures seulement , à l'occasion d'un violent chagrin.

VINGT-UNIÈME OBSERVATION.

Femme âgée de cinquante-neuf ans , d'un
tempérament lymphatique - sanguin , d'o-
rigine non goutteuse , mère de plusieurs
enfans.

État antérieur.

Cette dame a perdu ses règles à l'âge de quarante ans , par suite d'affections morales , mais
sans accidens.

Depuis l'âge de cinquante ans elle est sujette
à des douleurs aiguës vagues , d'abord à la partie
gauche de la poitrine , avec gêne de la respiration ; puis , au bout de quelques années de bonne
santé , il est survenu des douleurs aiguës de tête ,
des mâchoires , de l'estomac , du bras , sans un

jour d'intervalle, les douleurs s'exaspérant dans les grandes chaleurs et les grands froids, et aux équinoxes.

Il s'est formé des nodosités, une au pouce de la main gauche, à l'articulation de la première avec la seconde phalange, et une autre à la rotule gauche.

Etat dans lequel l'application s'est faite.

Les douleurs duroient sans intermission depuis cinq ans, et elles occupoient spécialement la tête au mois de mai 1807.

Ce fut alors qu'*on fit l'application du remède de M.* Pradier.

Une heure après, la tête est dégagée; la malade éprouve un embarras à la gorge, puis au sein, où elle éprouve en même temps un sentiment de fraîcheur; ensuite au tronc, aux jambes; enfin, cessation totale de douleurs.

Il a été fait quatorze applications.

Etat ultérieur.

Onze mois après, la malade étoit encore bien portante.

VINGT-DEUXIÈME OBSERVATION.

Femme âgée de cinquante-cinq ans, d'un tempérament lymphatique, d'une constitution forte, d'origine non goutteuse, mère de quatorze enfans.

État antérieur.

A trente ans, n'ayant jamais eu de rhume ni de goutte, dans une grossesse elle éprouve une douleur violente dans la poitrine, avec gêne de la respiration, et menace de suffocation; cette attaque dure huit jours.

Mais après elle éprouve une douleur vive au pied droit, qui dure huit à dix jours.

A quarante ans, une semblable douleur a duré encore huit jours; une autre année, elle s'est portée à la main gauche, et a eu la même durée. Outre cela, à chaque grossesse, la douleur de la poitrine se renouveloit du quatrième au sixième mois, avec étouffement, et disparoissoit en vingt-quatre ou trente-six heures.

Au mois de décembre 1807, étant âgée de cinquante-quatre ans, elle ressent la même douleur de poitrine qu'elle éprouvoit auparavant dans ses grossesses. Elle est traitée par les sangsues et les sinapismes, et calmée; l'accès s'est terminé au bout de quinze jours.

État dans lequel l'application s'est faite.

En 1808, pendant le traitement d'une fracture

à la cuisse, au quarante-troisième jour, elle éprouve une douleur, avec gonflement au pied gauche ; la douleur se porte à la poitrine, avec menace de suffocation instante.

Les pédiluves, avec le sel marin et diverses potions., sont sans effet utile.

Les symptômes vont en croissant ; la face est violette ; il lui est impossible de parler.

Alors *on fait l'application du remède de* M. Pradier *à la jambe gauche.*

En quelques minutes la poitrine est dégagée.

Au bout de trois quarts d'heure le sommeil arrive ; il reste une douleur sourde, qui se dissipe en deux jours.

On fait sept applications.

État ultérieur.

Elle a été, sept mois après, bien portante ; l'effet immédiat du remède sur la jambe se borna à des démangeaisons.

VINGT-TROISIÈME OBSERVATION.

Homme âgé de soixante-sept ans, d'origine goutteuse, n'ayant jamais fait d'excès, veuf d'une femme qu'on soupçonne être morte d'une goutte remontée.

A soixante-un ans, à l'occasion d'un faux pas, il éprouve une douleur très-vive au pied droit et à la base du gros orteil.

Il est alité pendant huit à dix jours, et rétabli au bout de quinze.

Trois à quatre mois après, il éprouve un accès aux deux pieds, qui revient ensuite tous les trois à quatre mois, et spécialement au mois d'octobre et au printemps.

Les accès deviennent de plus en plus douloureux et longs : d'abord bornés aux pieds et aux genoux, ils s'étendent ensuite aux épaules et durent cinq à six semaines. Il se forme des nodosités à la base du gros orteil.

Un accès occupa, en 1807, toutes les articulations.

État dans lequel l'application s'est faite.

Le 9 septembre 1808, un nouvel accès commença aux articulations. Le 15, il se porta à la poitrine, causant une gêne extrême dans la respiration ; néanmoins les membres restoient engorgés, et les genoux spécialement, de manière à ne permettre aucun mouvement.

Application du remède de M. Pradier *aux deux jambes.*

Un quart d'heure après, la poitrine est dégagée, les douleurs arthritiques calmées, le sommeil s'établit.

Au réveil, les mouvemens pour soulever la jambe droite s'exécutent sans douleur. Aucune douleur ne se faisoit sentir dans l'état de repos ; mais les mouvemens en général étoient douloureux.

Le malade n'a point éprouvé la douleur à la plante des pieds, ordinaire dans ces applications.

Il s'est levé le 25 ; il a eu seize applications. Le 1er. octobre, il marchoit sans douleur, mais éprouvoit de la foiblesse.

Au total, cet accès a été plus complètement terminé que les précédens.

VINGT-QUATRIÈME OBSERVATION.

Femme âgée de quarante ans, d'un tempérament sanguin, d'une origine non goutteuse, bien réglée, mariée à treize ans, ayant eu plusieurs enfans.

Etat antérieur.

Dès l'âge de vingt-quatre ans, elle éprouva des douleurs épigastriques, souvent avec vomissemens et coliques, etc.

On obtint des succès de l'usage du sirop antiscorbutique et d'autres remèdes successivement.

Dans l'été de 1806, il survient une douleur au pouce de la main gauche ; elle est aiguë et avec gonflement. Les digestions alors cessent d'être difficiles.

En 1807, elle est prise d'étouffement pendant dix jours.

Cet étouffement est dissipé par une éruption miliaire ; puis elle ressent des douleurs alternativement à l'estomac et à l'index de la main gauche.

Etat dans lequel l'application a été faite.

Enfin il survient un accès d'étouffement qui succède à une forte douleur d'estomac.

On emploie les sinapismes avec effet vésicant, et les bains d'acide muriatique, mais inutilement.

L'étouffement duroit depuis six semaines, avec coliques intestinales et vomissement, quand *on fit l'application du remède de* M. Pradier *le* 20 *décembre* 1807.

Après sept à huit heures, la poitrine est dégagée, la douleur passe à la partie externe du thorax et au sein. En soixante-douze heures, elle se porte successivement à l'aisselle, au bras, à l'avant-bras, à la main gauche, avec enflure.

La quatrième application ayant été bornée à l'avant-bras, sans y comprendre la main, la douleur s'est reportée aux articulations supérieures et à la poitrine.

La cinquième application, faite à la main, y a rappelé la douleur, qui a suivi dans son passage la même progression qu'auparavant.

La malade a été entièrement débarrassée en quinze applications.

Elle a été reprise, l'année suivante, d'accès semblables, mais beaucoup plus foibles que les précédens; elle s'est alors avisée de faire elle-

même des applications, dans lesquelles elle a imaginé de substituer du *tafia* à la liqueur de *M. Pradier*, et elle en a obtenu du succès. (*Voyez*, à cet
égard, le n°. 6 dans la Ire. section.)

VINGT-CINQUIÈME OBSERVATION.

Femme âgée de trente - quatre ans , d'un
tempérament lymphatique-sanguin , d'une
bonne constitution, née d'un père goutteux,
mère de trois enfans , n'ayant point nourri.

État antérieur.

A vingt-un ans , après une couche à la suite
de laquelle elle ne nourrit pas , elle est prise d'un
accès de douleur à l'estomac, qui dure quelques
heures. Cette douleur revient tous les quinze
jours ou tous les mois , même plus fréquemment,
sur-tout l'hiver ; elle est aussi renouvelée par l'effet des contradictions.

Les attaques étoient encore provoquées par l'u-
sage des bains tièdes, et n'étoient point dérangées
par les grossesses.

Les douleurs étoient aiguës, déchirantes, et ne
faisoient point éprouver de sentiment de chaleur ;
elles déterminoient des vomissemens, après lesquels elles se calmoient, et laissoient une foiblesse
extrême.

Les amers et un régime exact ont réussi à rétablir la santé pendant un an : alors il survint
une douleur à la malléole droite, qui dura pen-

dant quinze jours, et ensuite les douleurs d'esto-mac sont revenues tous les deux jours, quelque-fois tous les jours pendant plusieurs mois ; elles duroient douze heures.

Les eaux de Vichy et les potions antispasmo-diques ne réussirent pas ; la malade ne pouvoit point supporter d'alimens solides.

État dans lequel l'application a été faite.

En janvier 1808, une de ces attaques très-dou-loureuses survint à trois heures du matin , et amena à sept heures un vomissement qui fut suivi de calme.

L'application est faite à midi aux deux jambes.

Elle a été suivie de picotemens , et de douleurs vives à la plante des pieds. Les douleurs de l'es-tomac dès ce moment ne sont plus revenues.

Dix applications ont été faites.

En avril, il est survenu un accès douloureux à l'estomac, qui a cessé promptement, et pour le-quel on fit néanmoins une application. Au mois de septembre il n'y avoit pas eu de récidive.

VINGT-SIXIÈME OBSERVATION.

Homme âgé de cinquante-un ans, d'un tem-pérament sanguin, issu d'un aïeul pater-nel et d'une aïeule maternelle goutteux.

État antérieur.

Dans l'automne 1805, il eut une douleur aiguë à la base du gros orteil droit, avec gonflement inflammatoire. Il fut rétabli en huit jours.

En 1806, le même accident eut lieu aux deux pieds.

En 1807, il fut pris d'une douleur aiguë au côté droit, dans le bas-ventre, avec dysurie et constipation.

Les fomentations émollientes et les lavemens furent inutiles ; la respiration étoit gênée ; le malade étoit tourmenté d'insomnie, et poussoit des cris violens.

Il usa de pédiluves avec la moutarde, sans soulagement.

Au bout de quinze jours, point de soulagement; une saignée du bras procura du calme, et aussitôt les douleurs disparurent, et les deux pieds furent entrepris par un gonflement inflammatoire, avec douleurs aiguës qui durèrent quinze jours, après lesquels il fut convalescent, et finit par se rétablir entièrement.

Etat dans lequel l'application s'est faite.

En 1808, le 3 novembre, il fut pris de la même douleur au côté droit, avec vomissement, insomnie, dysurie ; les pédiluves, etc. furent inutiles.

On fit l'application du remède de M. Pradier *le 5 novembre, à dix heures, aux deux jambes.*

Peu après le malade fut mieux ; et après de

courts élancemens, il s'endormit, et se réveilla sans ressentir aucune douleur. Le lendemain, il y eut un gonflement inflammatoire au pied gauche.

S'étant refroidi du 6 au 7 après la seconde et la troisième application, la douleur du côté se renouvela : on fit la quatrième application ; bientôt la douleur disparut de nouveau, et s'établit au pied droit, puis à la base du gros orteil et à la malléole, avec gonflement et rougeur, mais sans douleur quand la partie étoit en repos.

Le 12, il n'y avoit plus aucune douleur. On avoit fait onze applications du 5 au 12. Le 13, il marchoit. .

Le 15, il est sorti et n'a plus rien ressenti de son incommodité.

État ultérieur.

L'époque du retour de ses douleurs n'est point encore arrivée cette année.

VINGT-SEPTIÈME OBSERVATION.

Homme âgé de soixante-deux ans, d'un tempérament nerveux, d'une constitution très-irritable, peu fort, très-actif, ayant des connoissances en médecine ; il a lui-même rédigé la note dont nous donnons l'extrait.

État antérieur.

Il est attaqué, depuis vingt-sept ans, presque tous les ans, de rhumatisme goutteux.

6

Les accès duroient six semaines et jusqu'à cinq mois , mais sans jamais laisser d'embarras dans aucune partie.

L'attaque s'est portée , il y a deux ans , sur la langue , et a causé une paralysie du côté droit pendant vingt-quatre heures.

État du malade lors des applications.

Le caractère goutteux s'est ensuite prononcé plus distinctement par tumeur, rougeur, douleur articulaire aiguë.

Il avoit eu trois attaques depuis quinze mois , dans lesquelles il avoit fait usage du topique de M. *Pradier:* Les applications ont été faites soit aux jambes , soit aux bras ; elles ont réduit la durée des attaques à neuf jours, et dernièrement à trois.

Une de ces attaques avoit saisi la poitrine, et a été dissipée en développant une attaque sur le bras.

Ce malade cependant a prolongé l'application du topique jusqu'à quinze jours et six semaines, et dit avoir vu dissiper des nodus qui s'étoient formés antérieurement.

Il a été témoin également d'autres applications heureuses , notamment de celles qui ont eu lieu dans l'observation vingt-deux.

VINGT-HUITIÈME OBSERVATION.

Femme âgée de quarante-deux ans, d'un tempérament sanguin, d'une haute stature, née d'une mère non goutteuse, et d'un père devenu goutteux à l'âge de cinquante-deux ans.

État antérieur.

A trente-huit ans, elle eut les pieds mouillés; ce qui fut suivi d'une vive douleur au gros orteil du pied gauche, qui gagna l'articulation du pied avec la jambe, et dura huit à dix jours.

Elle fut sujette depuis à des douleurs vagues journalières, et tous les deux ou trois mois, à une affection vive, inflammatoire, portée sur diverses articulations, et qui duroit quinze jours ou trois semaines.

Dans l'hiver de 1806, l'accès fut plus violent; la douleur se porta à la poitrine, avec étouffement; les sinapismes la dégagèrent, et la goutte se porta aux pieds; l'accès se dissipa en quinze jours sans laisser de trace, mais les douleurs vagues subsistoient.

Au mois d'avril 1807, l'accès se porta du pied à l'estomac, aux entrailles, à la tête, occasionnant une forte céphalalgie, la surdité, l'obscurcissement de la vue.

Des sinapismes aux pieds, qui eurent l'effet

des vésicatoires, ne réussirent point ; une potion antispasmodique très-forte réussit.

L'accès fut terminé au bout de quinze jours.

État dans lequel l'application a été faite.

En août de la même année, l'accès commença par des douleurs préliminaires de reins, de l'abdomen, du bras gauche, qui cessèrent tout-à-coup.

L'accès se porta aux parties latérales du cou, occasionna un serrement des mâchoires qui ne permettoit de rien faire avaler. Les glandes cervicales s'engorgèrent, les douleurs étoient plus aiguës que jamais, l'insomnie duroit depuis soixante heures.

On fit l'application du remède de M. Pradier *aux deux jambes.*

Une demi-heure après, la douleur semble glisser le long du cou, gagne les seins ; les dents se desserrent, la parole devient libre.

Il reste seulement une douleur obscure dans la mâchoire.

Les seins semblent se gonfler pendant trois quarts d'heure ; à ce gonflement succède un sentiment de froid.

La douleur se porte au coude, le long des reins et des jambes, avec chaleur.

La douleur se porte enfin au gros orteil avec

élancemens, dont le dernier très-vif, eut lieu deux heures après l'application.

Alors la malade mangea.

Il succéda un sommeil profond de six heures.

Au réveil, le gonflement du cou étoit diminué, les jambes étoient fort chaudes, et à la levée de l'appareil, elles étoient couvertes d'une exsudation abondante, sans boutons ni rougeur.

La seconde application fut suivie d'une exsudation encore plus forte, précédée d'une forte chaleur des jambes et sur-tout du gros orteil.

Après la quatrième application, les mouvemens et toute l'intégrité de la santé étoient rétablis.

Etat ultérieur.

Seize mois après, nulle récidive ; santé parfaite.

VINGT-NEUVIÈME OBSERVATION.

Femme non mariée, âgée de cinquante-huit ans, d'un tempérament lymphatique sanguin.

Partie de ces détails a été empruntée d'une note publiée ; partie a été recueillie auprès de la malade et sur ses récits.

État antérieur.

Elle est atteinte, depuis trente-cinq ans, d'une goutte vague, opiniâtre, qui lui laisse peu de repos.

Les attaques sont vives, spécialement en hiver ;

alors elle est accompagnée d'accidens dangereux souvent répétés.

Pendant dix-huit mois, à la suite d'une attaque portée sur l'estomac, la malade parut avoir des engorgemens qui occupoient les viscères : cet état céda à un traitemeut méthodique, simple et doux, composé d'apéritifs, etc.

État dans lequel on a commencé les applications.

Une nouvelle attaque se déclara au mois de janvier 1808, et se porta spécialement à la tête, à la mâchoire, aux bras, à la poitrine, à l'estomac, aux reins et aux pieds.

On fait l'application du remède le 20 janvier.

La première application est suivie de la cessation de l'état douloureux et inflammatoire des mâchoires et des gencives, et successivement l'estomac, la poitrine, les reins, sont dégagés.

A la sixième, l'enflure des pieds a cédé ; des nodosités formées aux chevilles et sur le coudepied, se sont dissipées avec les douleurs.

Récidive le 20 avril 1808 ; il survient une douleur dans la tête et les mâchoires, sur-tout du côté droit.

La malade vient à Paris le 22.

On fait une application aux deux jambes, qui n'étoient ni enflées ni douloureuses.

Après l'application, les malléoles deviennent douloureuses, sur-tout à gauche.

La douleur de tête est diminuée.

Le sommeil s'établit ; après huit à dix applications, la tête est entièrement dégagée.

État ultérieur.

Il reste des douleurs vagues, peu fortes, mais jadis habituelles, sur-tout au bras gauche : d'ailleurs la santé est bonne ; il y a eu une récidive sur la fin de l'année, mais peu considérable. En général, les retours des douleurs continuent de se caractériser aux équinoxes.

TRENTIÈME OBSERVATION.

Femme âgée de soixante-neuf ans, d'un tempérament jadis sanguin, née de parens qui n'ont jamais eu la goutte.

État antérieur.

A l'âge de vingt-neuf à trente ans, elle éprouva une douleur dans la partie externe de la cuisse et de la jambe droite, de la hanche au talon, qu'on désigna par le nom de *goutte sciatique.* Cette douleur dura deux à trois mois, pendant lesquels la malade fut alitée.

Le même genre de douleur revint ensuite tous les trois à quatre ans.

A quarante-huit ans, il survint un gonflement, avec douleur aiguë et inflammation vive aux deux genoux et aux mains, qui dura trois mois, et revint encore tous les trois à quatre ans, sans distinction de saisons.

A cinquante-deux ans, la malade se mit au régime du lait; les accès furent moins forts, mais revinrent toujours tous les trois à quatre ans.

Dans les intervalles, elle jouissoit d'une santé parfaite et n'avoit aucune nodosité.

Ce fut alors qu'il survint une douleur au sacrum qui fut extrêmement aiguë. Divers révulsifs et les sinapismes aux pieds, portés jusqu'à l'effet vésicant, ne déplacèrent ni ne diminuèrent la douleur.

En juillet 1807, la douleur se porta dans les muscles des apophyses épineuses cervicales; il s'y joignit de la suffocation, sur-tout la nuit.

Les pédiluves sinapisés furent inutiles.

Au bout de treize jours, l'éther dissipa l'étouffement; les douleurs cervicales persistèrent; tout mouvement de la tête étoit impossible. La tête, abandonnée à elle-même, étoit portée sur la poitrine; on la maintenoit par un bandage. Ces douleurs étoient continues.

D'autres douleurs, outre cela, parcouroient les épaules, les coudes, les poignets, les doigts, les genoux; les mouvemens en étoient très-difficiles, et augmentoient les douleurs.

État dans lequel l'application a été faite.

Ces douleurs duroient depuis quatre mois, et prenoient encore de l'accroissement.

(89)

On fit l'application du cataplasme aux jambes.

A la seconde application, les douleurs arthritiques se portèrent aux pieds et débarrassèrent les autres articles ; mais les douleurs cervicales persistèrent encore.

A la trentième seulement, les douleurs cervicales cessent tout-à-coup, et la malade est entièrement délivrée ; tous les mouvemens sont restés parfaitement libres.

État ultérieur.

Depuis ce moment, la malade n'a plus rien ressenti, et elle fait tous les jours beaucoup d'exercice, et habituellement une traversée de Paris, sur une grande étendue.

TRENTE-UNIÈME OBSERVATION.

Homme exerçant le métier de Paveur.

Note donnée par un médecin justement estimé et recommandable par des ouvrages importans. Il s'agit d'un malade dont il prenoit soin ; mais sa note ne contient pas de détails.

Ce malade étoit atteint d'une humeur goutteuse fixée sur les reins.

Elle céda à la seconde application du remède de M. *Pradier*. L'effet a été regardé comme dû à cette application, par le médecin même auquel nous devons cette note, et qui l'a signée.

TRENTE-DEUXIÈME OBSERVATION.

Homme exerçant les fonctions de Commis chez un Banquier.

NOTE PUBLIÉE ET VÉRIFIÉE.

État antérieur.

Il étoit depuis long-temps atteint de douleurs aiguës, traitées de goutte vague par divers médecins de Paris, et rebelles à tous les traitemens, ainsi qu'au régime le plus exact.

Dans l'été de 1806, il fut pris de maux de tête insupportables pendant trois mois, accompagnés d'une ophtalmie grave à l'œil droit, produisant cécité, insomnie, etc.

État dans lequel l'application a été faite.

En 1807, pareille ophtalmie survint au même œil, et en fit perdre l'usage.

L'application est faite aux jambes ; elle est suivie de douleurs aux pieds, spécialement au pied gauche.

La tête est dégagée, la douleur et la rougeur de l'œil disparoissent ; en douze applications le soulagement fut entier. L'œil affecté est resté privé de la vue.

État ultérieur.

Depuis, le malade a éprouvé dans la tête et dans l'œil quelques douleurs aux changemens de temps ; mais elles ont enfin cessé entièrement, et il a repris ses fonctions.

Il est mort le 17 octobre dernier 1809.

Résumé des Observations comprises dans la deuxième Section.

La comparaison des quatorze observations contenues dans cette série, nous présente la goutte vague, caractérisée dans neuf femmes (19, 20, 21, 22, 24, 25, 28, 29 et 30), et cinq hommes (23, 26, 27, 31, 32).

Sur les quatorze, il y en a trois (19, 20 et 21), dont les accès s'étoient montrés habituellement sous forme de céphalalgie, ou du moins, après plusieurs variations, ils avoient pris cette forme à l'époque des applications : dans l'une d'elles, la goutte s'étendoit aussi aux mâchoires et à d'autres parties (21); dans trois autres, la goutte s'est portée spécialement sur les organes respiratoires, et causoit des suffocations (22, 23, 24); dans deux, la maladie s'est portée sur l'estomac ou les entrailles, et en général sur les viscères abdominaux, et causoit des vomissemens, la dysurie, etc. (25, 26); il y en a un dans lequel la goutte a produit, avant le traitement, paralysie de la langue, et dans une des attaques survenues depuis le premier traitement, une douleur aiguë de la poitrine (27); il y en a trois dans lesquels elle a affecté spécialement les articulations des vertèbres cervicales et des mâchoires (28, 29, 30); un dans lequel elle s'est portée sur les lombes

(31) ; un enfin dans lequel, outre la céphalalgie, la goutte a affecté l'organe de la vue, et a
produit l'ophtalmie (32).

On pourroit rapporter dans cette section, à
quelques égards, l'observation placée dans la première, sous le n°. 10, où la goutte s'étoit étendue au cou et à la tête, et en a été détournée
dans les premières applications du remède. Quelques-unes de celles qu'on trouvera dans les quatre
sections suivantes, présentent aussi des phénomènes qu'on pourroit rapporter ici.

Tous les malades de cette section ont été soulagés immédiatement, et les accès ont été termi-
nés complètement bientôt après ; il faut en ex-
cepter un, dont la maladie n'a entièrement fini,
et par une terminaison subite et complète, qu'au
trentième jour du traitement (30).

Quelques-uns ont été pleinement soulagés à la
seconde et à la troisième application, et le terme
moyen du nombre des applications a été de dix à
douze.

Plusieurs ont été soulagés sans éprouver d'accès aux articulations ; mais, dans la plupart, un
accès articulaire très-évident a succédé au soulagement des parties affectées (21, 24, 26, 27,
28, 30, 31) : il en est dans lesquels ce changement s'est fait avec des symptômes qui caractérisoient le passage successif de la douleur sur diffé-

rentes parties et sur différentes articulations intermédiaires entre les parties affectées et les parties
sur lesquelles l'application s'est faite (21, 24, 28).

Nous savons que quelques-uns de ces malades
ont éprouvé des retours de leurs attaques (24, 27,
29) ; le peu de temps écoulé depuis l'époque de
nos observations ne nous permet de rien assurer,
à cet égard, sur beaucoup d'autres : quelques faits
antérieurs à nos expériences présentent cependant
des exemples dans lesquels les retours ordinaires
d'attaques, antérieurement vives, fréquentes ou
continues, ont au moins été éloignés pour un
temps considérable, et ne se sont point encore
reproduits (21 , 28 , 30).

Depuis nos observations terminées, nous avons
eu connoissance d'une personne dans laquelle ,
pendant l'application même du remède de M. *Pradier*, l'attaque s'est portée, dit-on, à l'intérieur,
et a causé des suffocations que des sinapismes et
des vésicatoires ont détournées efficacement ; mais
l'état de ce malade, que nous n'avons pas vu
pour lors, et pour lequel nous avons été consultés
depuis, nous a paru compliqué d'altérations profondes, et de causes fort étrangères à la goutte,
en sorte que nous n'aurions pu placer cette observation sur la ligne de celles dont nous avons fait
mention ici : nous nous croyons cependant obli-
gés de l'indiquer, par cela même qu'elle se trou-

veroit en contradiction avec la plupart de celles
qui nous sont connues , et dont nous avons été
nous-mêmes témoins ; elle l'est notablement avec
les observations , n°s. 21 , 24 et 30 , où les vésicatoires , les sinapismes vésicans , les bains de
Gondran et les pédiluves sinapisés , avoient antérieurement été mis en usage sans aucun succès.

TROISIÈME SECTION.

Rhumatismes articulaires réputés goutteux.

TRENTE-TROISIÈME OBSERVATION.

Homme âgé de cinquante-quatre ans , d'une constitution robuste en apparence, et d'une petite stature.

État antérieur.

EN l'an VII (1802) , ce malade éprouva pour
la première fois un gonflement dans la plupart
des articulations , qui passoit rapidement d'un
article à l'autre. Cette attaque fut terminée en
soixante jours.

En 1805 , la même affection se renouvela durant trente-trois jours ; et nulle trace ne subsista
après l'attaque passée.

État dans lequel l'application s'est faite.

Le 23 avril 1808 , le malade éprouva une douleur dans les lombes, toujours croissante ; le 25, il y eut gonflement douloureux et inflammatoire aux genoux, aux articulations des pieds, des épaules, des coudes, du poignet gauche : le malade fut forcé de s'aliter ; il étoit tourmenté d'insomnie. Le 26, accroissement de tous les symptômes.

Application à quatre heures du soir.

En une heure, le calme s'établit, le malade dort la nuit ; le lendemain, le gonflement étoit diminué ; les douleurs ne se faisoient presque plus sentir que dans les mouvemens.

Il resta néanmoins quelque temps une disposition douloureuse, vague ; et malgré la diminution des douleurs pour l'intensité, l'accès fut terminé en quinze applications, et la convalescence fut complète, mais accompagnée de foiblesse de jambes et de sensibilité à la plante des pieds.

État ultérieur.

Le malade a été vu six mois après bien portant.

TRENTE-QUATRIÈME OBSERVATION.

Femme âgée de trente-deux ans, d'un tempérament bilieux, d'une bonne constitution, mère de plusieurs enfans.

État antérieur.

Cette dame n'avoit point éprouvé de maladies articulaires.

État dans lequel l'application s'est faite.

Dans l'été de 1807, elle éprouve une douleur aiguë au cou.

On place un vésicatoire à la nuque, sans soulagement ; la douleur passe à l'épaule gauche ; elle est vive, sans gonflement ; nul repos, nul mouvement n'est possible.

Au douzième jour de l'invasion, *l'application fut faite à l'avant-bras et à la main gauche.*

Elle détermina un gonflement à la main gauche, dont la paume devint très-sensible.

Au bout de six heures, le calme s'établit, et la malade dormit la nuit.

Les jours suivans, les mouvemens seuls restoient douloureux ; mais les douleurs continuèrent de diminuer et se dissipèrent enfin en sept à huit applications.

État ultérieur.

Un an après, cette personne étoit bien portante, et n'avoit point éprouvé d'autre accident.

TRENTE-CINQUIEME OBSERVATION.

Homme de lettres, âgé de cinquante ans, né d'une mère goutteuse, d'un tempérament actif et nerveux.

État antérieur.

Dès sa jeunesse, il eut des nodosités, sans douleurs, aux articulations des doigts ; il a aussi

une rétraction du tendon fléchisseur des annu-
laires aux deux mains. Ces doigts sont fortement
fléchis ; il n'a d'ailleurs ressenti aucune affection
articulaire douloureuse jusqu'en 1804.

Dans l'été de 1804, il est attaqué d'une douleur vive qui s'étend de l'épaule au coude gauche ;
elle est lancinante, augmente dans les mouvemens, sans gonflement ni rougeur, ne cessant
jamais entièrement, diminuant seulement par intervalles ; les linimens furent inutiles.

La douleur ne se dissipa qu'au bout de six semaines.

Le malade porte des gilets de flanelle sur la
peau depuis cet accident.

Au bout d'un an (en 1805), survint une affection semblable ; elle dura jusqu'à l'hiver.

Divers moyens tentés furent inutiles.

Etat dans lequel l'application s'est faite.

Le 23 décembre 1806, la même affection se
déclara plus violente que les deux premières ; les
douleurs étoient très-vives, les mouvemens impossibles ; point de repos.

*Au sixième jour, on fit l'application du
remède de M.* Pradier ; les douleurs continuèrent de diminuer d'heure en heure ; le malade
goûta le sommeil.

Au huitième jour de l'attaque, second du traitement, le bras s'étendoit, il se levoit sans dou-

7

leur , et exécutoit des mouvemens dans tous les sens.

Nul gonflement, nulle douleur, ne sont résultés de l'application ; seulement le malade a éprouvé des picotemens incommodes à la paume des mains.

Après le troisième pansement , l'accès avoit tout-à-fait cessé ; néanmoins on continua les applications jusqu'à douze.

Etat ultérieur.

Ce malade n'a eu nul ressentiment de son mal les années suivantes, et nous l'avons vu , en 1809, n'ayant éprouvé aucune rechute.

TRENTE-SIXIÈME OBSERVATION.

Homme âgé de trente et quelques années, d'une forte constitution.

La note a été remise par le malade même , qui est médecin et employé aux armées.

Etat antérieur.

Il a été employé comme médecin à l'armée d'Espagne. En juillet 1808 , il fut pris d'une douleur goutteuse à l'épaule gauche et au grand doigt de la main du même côté.

En août de la même année , à la suite d'une scarlatine , il éprouva un rhumatisme goutteux, occupant toutes les articulations , spécialement celles des dernières vertèbres dorsales et celles des vertèbres lombaires.

En septembre, il usa de bains de vapeurs à Tivoli. Ce remède rétablit la liberté des mouvemens, excepté dans la main gauche, qui conserva une enflure goutteuse; il ne pouvoit s'en servir ni la fléchir en aucune manière.

Dans la main droite, les mouvemens d'extension étoient difficiles.

Etat dans lequel l'application s'est faite.

Au mois d'octobre, après avoir éprouvé du froid, la douleur s'est renouvelée à la colonne vertébrale ; elle devint insupportable en peu de jours, avec constipation obstinée , ballonnement du ventre, respiration difficile, suffocation, spasme abdominal et convulsions, qui paroissoient appartenir au psoas (prélumbo-fémorien), et affecter aussi le diaphragme.

Tous les moyens connus ayant été employés et s'étant trouvés inutiles (1) , *M.* Pradier *fut appelé et fit son application aux jambes.*

Elle fut suivie du calme des convulsions, avec émission de vents , et transpiration abondante

______

(1) Le malade est médecin ; mais , ne nous rappelant pas avec exactitude le récit qu'il nous a fait des moyens qu'il avoit employés infructueusement , et au nombre desquels nous croyons qu'étoient les vésicatoires et les sinapismes , nous nous servons des termes mêmes de la note assez détaillée qu'il nous a remise.

7 *

pendant deux fois vingt-quatre heures ; le calme devint parfait ; à la suite des sueurs, il y eut une évacuation stercorale qui étoit suspendue depuis dix jours ; le ventre s'affaissa.

L'engorgement goutteux de la main gauche se dissipa, le mouvement des mains fut rétabli ; tout cela se fit dans le cours de huit applications.

Etat ultérieur.

Tous les caractères goutteux sont disparus.

L'affection rhumatismale des lombes est restée, on l'a traitée avec les bains.

TRENTE-SEPTIÈME OBSERVATION.

Fille âgée de vingt-sept ans, d'un tempérament sanguin, d'une bonne constitution, née de parens non goutteux, bien réglée.

Etat antérieur.

Elle étoit d'une bonne santé, n'ayant jamais éprouvé d'affection goutteuse.

Etat dans lequel l'application a été faite.

Sans cause connue, en 1807, elle est attaquée de douleurs vives dans les articulations du bras droit, qui s'étendent ensuite dans toutes les autres articulations, avec gonflement et rougeur ; ces douleurs vont en augmentant.

Le lendemain elle est alitée ; l'augmentation progressive du mal finit par rendre tous les mouvemens impossibles.

Au bout de douze à quinze jours, l'affection s'étend à la poitrine ; la respiration est gênée, avec étouffement tel, que la parole en devient difficile ; on ne lui donne que des tisanes.

A quatre heures du soir, on fait l'application du remède aux jambes, le troisième jour de l'attaque portée sur la poitrine.

Dans la nuit de la première application, les douleurs des membres sont calmées, et sur-tout celles des genoux. Le calme continue de s'établir ; mais à la troisième application la douleur de la poitrine persistoit.

L'application est faite à-la-fois aux bras, à la main droite et aux jambes.

Dès le lendemain la malade éprouve du soulagement dans la poitrine, et la diminution de l'étouffement.

Elle sent une douleur brûlante à la plante des pieds, qui n'est point également sensible à la paume des mains.

La respiration se rétablit enfin dans son état naturel ; il y avoit eu quinze jours d'application.

Etat ultérieur.

La station et la marche sont long-temps pénibles ; il reste une longue foiblesse qui a duré six mois.

Plus de quinze mois après, la malade étoit bien, et n'avoit eu aucune récidive.

TRENTE-HUITIÈME OBSERVATION.

Homme âgé de quarante-quatre ans, Cuisinier, d'une forte constitution, d'un tempérament bilieux, sanguin.

Etat antérieur.

Jamais il n'avoit eu d'affections articulaires notables; le 17 octobre 1807, il éprouve des tiraillemens douloureux dans les articulations des deux pieds ; il ne dort point la nuit.

Quarante - huit heures après, les douleurs se portent aux épaules; elles sont déchirantes et contusives ; il n'y a ni gonflement ni rougeur sensible ; il éprouve des contractions spasmodiques aux deux mains et dans les fléchisseurs de l'avant-bras et des doigts ; les sinapismes sont inutiles.

Etat dans lequel l'application s'est faite.

L'augmentation constante des douleurs les rend excessives.

Au bout de douze jours, *l'application est faite aux deux jambes ;* les douleurs continuent et augmentent la nuit ; le lendemain elles éprouvent une grande diminution.

Après la troisième application, le calme étoit tel, que le malade marchoit dans sa chambre, sans gonflement ni douleur.

Après la neuvième, il put sortir.

Les bras étoient encore douloureux, et il y

avoit gonflement et rougeur à la main droite et à l'épaule.

L'application est faite aux avant-bras et aux mains.

Le calme suit immédiatement, le gonflement est dissipé.

Ces nouvelles applications furent au nombre de cinq.

La gêne dans les mouvemens se dissipa plus tard.

Etat ultérieur.

Au bout de onze mois, nulle récidive n'avoit eu lieu.

TRENTE-NEUVIÈME OBSERVATION.

Homme âgé de quarante-un ans, d'un tempérament sanguin, avec embonpoint, d'une origine non goutteuse.

Etat antérieur.

Depuis plusieurs mois il étoit sujet à des douleurs de reins.

Etat dans lequel l'application a été faite.

En octobre 1807, après avoir été mouillé, il éprouve un sentiment de lassitude et de malaise, sur-tout aux extrémités inférieures.

La nuit, il ressent une chaleur considérable aux deux pieds.

Le lendemain, après un pédiluve, il survient un gonflement et de la rougeur aux deux pieds et à leur face supérieure ; il y a impossibilité de les mouvoir.

Les douleurs sont aiguës ; elles s'étendent aux autres articulations, et à-la-fois aux épaules, aux coudes, aux poignets, aux genoux, aux pieds, aux parois de la poitrine.

On applique un cataplasme de graine de lin aux deux pieds, mais sans obtenir de soulagement.

Les douleurs augmentent et entraînent l'insomnie.

On fait l'application du remède de M. Pradier *aux deux jambes.*

Deux heures après, il y a diminution considérable dans les douleurs.

Les mouvemens restent difficiles pendant plusieurs jours.

La poitrine se dégage peu-à-peu.

Au bout de sept à huit jours, le bras droit reprend sa mobilité.

On fait l'application à-la-fois au bras gauche et aux deux jambes.

Le mouvement continue de se rétablir progressivement.

Les applications sont réitérées matin et soir, pendant quinze jours.

On cesse alors le traitement ; la marche étoit encore pénible, avec foiblesse des jambes et embarras subsistant au bras gauche.

Au bout d'un mois le malade est entièrement rétabli, seulement il reste sensible aux changemens de temps.

QUARANTIÈME OBSERVATION.

Homme âgé de trente-deux ans, d'un tempérament sanguin, d'une origine non goutteuse.

Etat antérieur.

Il n'avoit éprouvé aucune atteinte de rhumatisme ni de goutte.

Etat dans lequel l'application a été faite.

Le 13 octobre 1808, pour la première fois, sans cause connue, il est pris d'une douleur vive à la plante des pieds.

Cette douleur s'étend aux articulations des pieds, des genoux, des épaules, des poignets et des doigts, avec gonflement et rougeur dans la plupart de ces.endroits.

Il est forcé de s'aliter.

Le gonflement augmente, les douleurs deviennent très-vives, sur-tout à la plante des pieds et aux épaules.

Il use des boissons diaphorétiques, qui procurent des sueurs abondantes ; malgré cela, les douleurs persévèrent pendant six jours avec insomnie.

Le 20, les douleurs étant les mêmes, *on fait l'application du remède de M.* Pradier.

Quatre heures après, il éprouve des engour-dissemens, des tiraillemens dans les épaules, les bras, les cuisses, sur-tout dans les articulations, pendant huit heures.

Ensuite il éprouve du calme, prend du sommeil; la sueur continue.

Le mouvement de la jambe devient plus facile.

Le pied désenfle, et les mouvemens sont plus libres dans les orteils et dans l'articulation du pied sur la jambe.

Les douleurs ont continué de diminuer, et les mouvemens de devenir plus libres aux extrémités inférieures; mais les mouvemens des bras étoient encore gênés.

Le 1er. novembre, *on a appliqué le remède au bras*, et on l'a continué quelque temps sans effet immédiatement remarquable.

Le rétablissement s'est fait ensuite par degrés.

On avoit fait quinze applications, après lesquelles le malade a conservé long-temps une grande foiblesse.

QUARANTE-UNIÈME OBSERVATION.

Homme de trente-un ans, d'un tempérament sanguin, d'une constitution robuste, avec embonpoint, d'une origine non goutteuse.

Etat antérieur.

A l'âge de quinze ans, sans cause connue, il

éprouva des douleurs dans les articulations des pieds et des genoux, avec gonflement et rougeur ; cette douleur passa aux épaules, aux coudes, aux mains, et se dissipa dans l'espace de douze jours.

Depuis, tous les douze à quinze mois, sans distinction de saisons, il est repris de douleurs semblables, dont la durée est de quinze jours à trois semaines, sans qu'après l'accès il reste ni gonflement ni gêne dans les articulations.

La dernière attaque, en novembre 1806, avoit eu la même durée, avoit été légère, mais suivie d'une rechute.

Dès le commencement de l'année 1808, les mouvemens éprouvoient de la gêne qui a duré jusqu'au 22 avril, où se déclara une nouvelle attaque.

Etat dans lequel l'application a été faite.

Il y avoit gonflement douloureux, et inflammation aux articulations des pieds et des mains, et un peu à celle des genoux.

Du 22 au 24, il est survenu divers changemens en augmentation et diminution des symptômes.

L'application a été faite aux deux jambes le 24.

La diminution des symptômes, déjà commencée, a continué ; il y a eu des picotemens à la plante des pieds après la quatrième application.

Au bout de sept jours, les accidens étoient dissipés.

Cet accès n'a duré que neuf jours ; mais d'après la marche naturelle, il est incertain si son terme a été véritablement accéléré par le remède.

QUARANTE-DEUXIÈME OBSERVATION.

Homme âgé de cinquante-sept ans, de petite stature, d'un tempérament sanguin, d'une bonne constitution, d'une origine non goutteuse.

Etat antérieur.

En février 1807, sans cause connue, il est pris d'une douleur très-aiguë à l'épaule et au bras gauche ; elle s'étend jusqu'au - dessus du coude ; elle augmente les jours suivans, sans gonflement ni rougeur ; elle est continue, mais variable dans son intensité : elle n'étoit pas brûlante ; mais elle étoit accompagnée d'élancemens ou picotemens pénibles, gênoit les mouvemens du bras, et causoit souvent l'insomnie.

Le malade n'avoit fait aucun remède notable.

Etat dans lequel l'application s'est faite.

Au bout d'un mois, les douleurs étant toujours aiguës,

On fit l'application du remède, depuis le coude jusqu'à la main gauche ; et les pansemens furent renouvelés deux fois par jour.

Au bout de quelques heures, il y eut du soulagement et du sommeil.

Le soulagement continua d'avoir lieu les jours suivans ; il y eut un gonflement douloureux à la paume de la main, qui se dissipa au bout de quelques jours.

La douleur de l'épaule ne se dissipa totalement qu'au bout de trois semaines ; et le nombre des applications, réduites à douze heures, mais faites deux fois par jour, s'éleva à quarante.

Etat ultérieur.

Le malade jouissoit, six mois après, d'une bonne santé ; mais il avoit encore un peu d'engourdissement à la partie externe de la cuisse, de la jambe et du pied gauche.

QUARANTE-TROISIÈME OBSERVATION.

Femme âgée de trente-six ans, d'un tempérament lymphatique, d'une constitution forte, d'une origine non goutteuse, mère de dix enfans.

Etat antérieur.

Elle jouissoit d'une santé brillante dans sa jeunesse.

Ayant habité depuis six mois un appartement humide, le 23 juillet 1808, elle fut prise, sans autre cause connue, d'une douleur très-aiguë dans tout le pied gauche, sur-tout aux orteils et au talon ;

puis le pied droit fut pris ; il y eut gonflement et rougeur aux deux pieds.

La douleur gagna les genoux, ensuite les cuisses, et en même temps les poignets, les coudes, les épaules.

Le traitement employé par le médecin qui soignoit la malade, consista dans des cataplasmes émolliens, des applications de sangsues, et alternativement des sinapismes ; le nombre des sangsues appliquées s'éleva, en trois reprises, jusqu'à soixante-dix-huit, et la malade perdit une assez grande quantité de sang. Les sinapismes avoient excité une rougeur vive sans grande douleur. Tous ces moyens n'avoient rien changé à la marche de la maladie, à l'intensité, ni au lieu occupé par les douleurs. Après les premières applications de sangsues aux jambes, les douleurs se portèrent au cou et à la partie antérieure de la poitrine, avec gêne dans la respiration. Enfin un vésicatoire appliqué à la jambe gauche, fut suivi d'une diminution sensible dans la douleur de la poitrine, mais non dans la gêne qui affectoit la respiration.

Etat dans lequel l'application du remède a été faite.

La gêne de la respiration persistant, ainsi que les douleurs articulaires et l'insomnie, deux jours après l'application des vésicatoires,

Le 6 août, *on fit l'application du remède de*

M. Pradier *aux deux jambes, et on laissa subsister le vésicatoire.*

Le malade ressentit une douleur forte à la plante des pieds.

La poitrine se dégagea entièrement ; mais les douleurs des membres persistèrent.

Du 6 au 14, ces douleurs présentèrent des alternatives d'augmentation et de diminution ; mais la malade n'a joui que rarement du sommeil.

Du 15 au 23, les douleurs portées aux mains avec vivacité avoient abandonné les pieds ; elles étoient vives, avec insomnie absolue et un peu de délire.

Les applications furent faites aux bras ; elles furent suivies de douleurs brûlantes à la paume des mains : mais les douleurs articulaires ont subsisté.

On a interrompu les applications, du 20 au 23 ; on les a reprises alors, mais sans aucun succès, de quelque manière qu'on les ait variées. On y a renoncé tout-à-fait le 3 septembre ; la maladie articulaire subsistoit encore, quoiqu'elle eût atteint le terme où les rhumatismes articulaires aigus se terminent généralement quand ils sont simples.

Résumé comparé des Observations contenues dans la troisième Section.

Cette section contient onze observations, dont

huit ont eu lieu sur des hommes et trois sur des femmes. Sur ce nombre, il y en a eu quatre et même cinq dans lesquelles les douleurs s'étoient portées sur la poitrine (36, 37, 38, 39 et même 43); en quoi elles avoient quelque analogie avec les observations comprises dans la seconde section, si ce n'est qu'elles portent toutes plutôt les caractères de rhumatisme articulaire, que le caractère proprement goutteux.

Une d'entre elles (n°. 43) porte le caractère des rhumatismes aigus, accompagnés de fièvre.

Six de ces malades ont été soulagés promptement et complètement (33, 34, 35, 36, 37, 38). Deux autres ont été soulagés promptement ; mais des traces de l'affection ont subsisté assez long-temps au-delà du traitement terminé (39, 40). Deux ont éprouvé un soulagement équivoque, et qu'on n'a pu attribuer évidemment au traitement, quoique dans l'un d'eux la terminaison ait été assez prompte (41, 42). Un enfin, et c'est la malade atteinte de rhumatisme aigu avec fièvre, n'a réellement retiré aucun avantage du traitement ; quoique le symptôme d'oppression, qui paroissoit d'abord avoir résisté aux vésicatoires, ait cessé immédiatement après les premières applications : mais aucune des autres douleurs n'a cédé, ni même varié sensiblement, dans des proportions qu'on pût attribuer au remède (43).

Il y en a deux dans lesquels la foiblesse qui a suivi le traitement, a été longue et remarquable (39, 40).

Il en est un dans lequel les douleurs articulaires et celles qui, reportées à l'intérieur, causoient des accidens graves et opiniâtres, ont été promptement enlevées ; et celles qui paroissoient musculaires et avoient le caractère du *lumbago*, ont persisté (36).

Dans quelques - uns dont les douleurs s'étendoient également aux articulations et aux parties supérieures et inférieures, les applications faites aux extrémités inférieures, ayant été suivies de soulagement dans cette partie du corps, ont dû être appliquées au bras avant que les parties supérieures aient pu être soulagées (37, 38, 39, 40).

Dans un des malades, un engorgement goutteux, devenu chronique, a été dissipé dans le traitement (36).

Dans plusieurs des malades guéris (34, 36, 38), des remèdes efficaces, les vésicatoires, les sinapismes, etc., avoient été employés sans utilité. Dans un (40), des sueurs abondantes étoient sans efficacité. Dans un autre (39), le cataplasme de graine de lin, appliqué seul, n'avoit produit aucun soulagement.

Le nombre des applications dans les malades qui ont été soulagés et guéris (33 à 38) a été de sept à quinze. Il en est un dont le soulagement a paru complet le troisième jour, mais auquel on a cru devoir continuer les applications au-delà de ce terme (n°. 35); l'un de ceux dans lesquels le succès est au moins équivoque, a éprouvé quarante applications d'une demi-journée seulement, en vingt-un jours (42); et la malade qui n'a point obtenu d'avantages de ce traitement (43), en avoit reçu environ vingt-quatre applications.

QUATRIÈME SECTION.

Névralgies réputées goutteuses.

NÉVRALGIE SCIATIQUE.

QUARANTE-QUATRIÈME OBSERVATION.

Homme âgé de cinquante ans, d'un tempérament sanguin - bilieux, exerçant la médecine.

La note a été donnée par lui-même.

État antérieur.

DANS l'hiver de 1775 à 1776, âgé alors de dix-huit ans, il éprouva un rhumatisme inflammatoire goutteux, qui le retint au lit pendant deux mois.

Deux ans après, il éprouva une reprise moir

violente ; et l'année suivante une attaque dont la durée ne fut que de quinze jours.

Depuis 1776 jusqu'en 1808, le malade a presque toujours ressenti une douleur constante à l'épaule droite ; il a été sujet à un *lumbago* dont la douleur s'étendoit aux cuisses et aux genoux.

De l'âge de vingt-un ans à celui de quarante-trois, il a été sujet à des hémorroïdes, ou à un flux hémorroïdal, mais beaucoup moins depuis quarante-trois ans jusqu'à cinquante.

Les sangsues à l'anus et les bains calmoient les douleurs lombaires.

Etat dans lequel l'application s'est faite.

En mai 1808, il fut pénétré par une pluie froide, et rentra avec une courbature qui fut suivie de frisson et de fièvre pendant quatre jours. A la chute de la fièvre, il y eut de la toux, une douleur aux omoplates et aux vertèbres ; enfin, le *lumbago* se renouvela avec force, s'étendit le long du nerf sciatique gauche, et la douleur, qui, malgré les sangsues et les bains, prenoit des accroissemens continuels, rendoit les moindres mouvemens impossibles ; elle se propageoit de l'ischium aux orteils.

Il appela M. *Pradier,* et *fit faire l'application du remède le quatrième jour, le soir, aux jambes.*

Cette application fut suivie immédiatement

d'une chaleur assez forte à la jambe et au pied. Au bout d'une heure, le malade dormit tranquillement ; il n'avoit pas sommeillé depuis huit jours.

Le lendemain matin, la douleur cessa d'être sensible vers l'ischium ; elle fut supportable au milieu de la cuisse. Le jour suivant, il y eut un engourdissement le long de la cuisse, du trochanter au calcaneum, avec le sentiment d'une douleur sourde et profonde dans les muscles du mollet.

Le troisième jour, les mouvemens furent assez libres.

Il y avoit encore gêne dans le mollet, avec engourdissement dans la cuisse et douleur au gros orteil.

La marche étoit un peu embarrassée ; le sixième jour, il survint une douleur et une rougeur vive au gros orteil : on suspendit le traitement, parce que les affaires du malade l'entraînoient au dehors. L'ébranlement causé par la voiture fut encore pénible ; mais ces restes ont cessé au bout de sept à huit jours de sorties journalières.

Etat ultérieur.

Le malade n'ayant pu revenir au traitement, que ses affaires ne lui avoient pas permis de reprendre, a conservé dans le mois de juin un peu d'engourdissement ; il a eu en juillet une douleur goutteuse à l'index de la main droite, à l'articulation de la première phalange avec l'os du métacarpe. Cette douleur s'est déclarée à la suite d'une violente secousse en voiture.

NÉVRALGIE FACIALE CONVULSIVE, OU TIC DOU-
LOUREUX DE LA FACE.

QUARANTE-CINQUIÈME OBSERVATION.

Femme âgée de cinquante ans, d'un tempéra-
ment lymphatique-sanguin, très-irritable,
d'origine goutteuse.

Etat antérieur.

A trente-trois ans, en 1791, elle éprouva un gonflement, avec sentiment de pesanteur au bras et au genou gauche, qui dura un an : pendant ce temps, la douleur se porta du genou à la malléole externe du pied droit, et revint bientôt au genou gauche. Il survint encore une douleur au sein gauche, qui passa, à diverses reprises, à l'omoplate et aux lombes.

Les eaux d'Aix-la-Chapelle la guérirent, et elle ne souffrit plus pendant environ trois ans.

En 1794, tout-à-coup, il survint un gonflement douloureux à la main droite, avec rougeur ; cet accident fut dissipé par l'immersion de la partie dans l'eau froide.

Depuis 1797, souvent, dans la nuit, il s'établit un gonflement à la main gauche.

Enfin, à la suite d'une nouvelle fâcheuse, en 1802, un tic douloureux affecta la joue gauche, accompagné d'une ardeur brûlante, avec rougeur et gonflement; cet accident dura un quart d'heure.

Le tic fut dix-huit mois sans revenir; mais en place il y eut des douleurs sourdes de tête, du côté droit, avec enchifrenement et écoulement de mucus nasal.

Le tic revint en décembre 1804, et continua de revenir tous les mois une ou deux fois jusqu'en mars 1805, alors on appliqua un séton à la nuque; ce remède soulagea d'abord la douleur, et fit ensuite cesser le tic : au mois de juillet, on crut pouvoir supprimer le séton; en vingt - quatre heures il s'établit de la fièvre avec gonflement inflammatoire du côté droit de la tête, et le tic reparut. Un vésicatoire au bras gauche, suivi d'un cautère, n'opéra point de changement; le tic et la douleur revenoient toujours à divers intervalles; l'opium seul y apportoit quelque soulagement.

En 1806, au mois de janvier, il survint à la jambe gauche un érysipèle qui nécessita plusieurs saignées, et dans ce temps le tic n'eut pas lieu; après deux saignées, ces symptômes disparurent, le retour du tic fut encore éloigné; et, en général, les saignées et les sangsues ont toujours rendu les attaques moins vives et moins fréquentes.

A la fin de juillet, le tic se renouvela avec violence; un vésicatoire placé derrière l'oreille droite fut douloureux et ne diminua pas la douleur du tic.

En septembre, un cautère à la cuisse fut suivi du transport du tic à cette partie, c'est-à-dire, d'une douleur de même genre que celle qui se faisoit précédemment sentir à la face ; elle se fixa là pendant près d'un mois, et en même temps la malade fut sujette à des douleurs d'entrailles, au *lumbago*, et à des désordres d'estomac.

Les eaux de Luxeuil rétablirent l'estomac ; celles de Plombières, qu'on fit succéder, furent suivies d'une douleur avec gonflement au genou gauche, qui s'est dissipée, est revenue et n'a point quitté entièrement.

Etat dans lequel l'application a été faite.

Le 15 mars 1808, le tic est revenu ; il reprenoit une ou deux fois le jour à la partie droite de la face, vers la fosse appelée canine, avec gonflement et rougeur à la peau ; il duroit un quart d'heure, ou une demi-heure au plus, et laissoit dans les intervalles la joue et la lèvre supérieure douloureuses. Si, après être revenu six jours de suite, il s'interrompoit quelques jours, il revenoit ensuite plus douloureux qu'avant.

Après quatre jours de suite de souffrances, les médecins de la malade ayant inutilement tenté beaucoup de moyens, et regardant l'affection comme goutteuse, *le 23 avril, on fit l'application du remède de M.* Pradier *aux deux jambes.*

Le 24, le tic revint à trois heures, mais étoit moins violent.

Le 25, le tic n'eut pas lieu ; demi-heure après la troisième application, il y eut des douleurs lancinantes et brûlantes dans les pieds et à la base des gros orteils ; ces douleurs augmentèrent dans la journée.

Le tic revint très-foible le soir, les règles furent avancées de huit jours.

Le 27, il y eut rougeur et gonflement à la base du gros orteil gauche, avec enflure aux malléoles des deux pieds, des élancemens plus forts à droite qu'à gauche, et l'affection de la joue se borna à un gonflement douloureux seulement au toucher.

Le 29, il y eut un accès de tic très-léger, et de quelques minutes seulement, quelques boutons aux jambes, plus de gonflement aux malléoles.

Les douleurs plantaires, pendant les applications, ont été tellement fortes, que, malgré le courage de la malade, on a été obligé à plusieurs reprises d'interposer un linge entre la plante du pied et le cataplasme.

Du 30 avril au 2 mai, point de tic ; démangeaison aux jambes ; fourmillement à la joue droite, qui a été ressenti jusqu'au 7.

Il n'y eut plus, de ce moment, aucune trace du tic ; mais le genou gauche étoit gonflé et un peu plus douloureux qu'avant le traitement. Le 11, la malade marchoit librement ; mais le bas de la jambe enfloit le soir.

On termina le traitement au bout de quinze applications.

Etat ultérieur.

Au commencement de juin, le tic est revenu deux fois, a cessé entièrement pendant deux mois et demi, pendant lesquels la malade a été long-temps à la campagne, où en général elle se porte mieux. Au mois de novembre elle se croyoit guérie, s'en applaudissoit et l'attribuoit au remède ; elle a été reprise de nouveau au mois de février 1809, et avec beaucoup de force ; mais le souvenir des douleurs qu'elle avoit éprouvées à la plante du pied, pendant la nuit, l'a empêchée de consentir à de nouvelles applications, dont alors elle révoquoit en doute l'efficacité.

AFFECTION HYSTÉRIQUE, AVEC DOULEURS ARTICULAIRES SYMPTOMATIQUES.

QUARANTE-SIXIÈME OBSERVATION.

Fille âgée de quarante ans, d'un tempérament lymphatique très-irritable ; les évacuations menstruelles très-peu abondantes.

Etat antérieur.

La malade avoit éprouvé, de quinze ans jusqu'à vingt, des hémorragies nasales et pulmonaires, vers les époques menstruelles, que ces hémorragies précédoient sans les interrompre.

A vingt ans, ces hémorragies ont été remplacées par des coliques intestinales, et par une gêne de la respiration, qui se dissipoit à l'apparition des règles.

A vingt-quatre ans, une frayeur qui supprima les règles, donna lieu à une suffocation hystérique, puis à des gonflemens de la région de la rate et de tout l'abdomen.

Les règles rétablies furent ensuite toujours accompagnées de suffocations hystériques avec convulsions, etc. etc.

A vingt-huit ans, toujours aux époques menstruelles, commencèrent des douleurs dans les malléoles et dans les lombes, qui alternoient entre elles et avec les coliques et les suffocations hystériques.

A trente-six ans, ce fut à l'extrémité abdominale gauche, à l'articulation du genou et du pied, que se porta la douleur avec gonflement ; elle se déclaroit le soir, et quittoit le matin. Les coliques et les suffocations continuèrent, les douleurs articulaires s'évanouirent.

Etat dans lequel l'application a été faite.

Enfin, la santé s'altérant, différens symptômes intérieurs affectèrent les digestions, causèrent des palpitations, renouvelèrent les douleurs de rate , amenèrent de fréquentes défaillances et d'autres tourmens variés, dont le détail seroit trop long ici. La malade , pour lors persuadée que les douleurs articulaires qu'elle avoit éprouvées, et à la disparition desquelles elle attribuoit ces maux , dépendoient de la goutte , a voulu essayer le remède de M. *Pradier.*

On fait la première application le 24 juin.

Dans la nuit, la malade croit sentir les douleurs de ventre se porter aux extrémités inférieures, et la douleur plantaire , produite ordinairement par ce remède , se fit vivement sentir , sur-tout au pied gauche ; à la levée de l'appareil, on trouva la base du gros orteil un peu enflée , et tous les orteils douloureux.

Cet effet augmenta à la seconde application , et les douleurs devinrent très-fortes , sur-tout à la plante du pied. Elles se modérèrent , mais ne cessèrent pas ; et néanmoins les douleurs de la poitrine et de l'abdomen, et les défaillances , revinrent avec plus de vivacité.

Enfin , à la troisième application , les douleurs de la plante du pied , le gonflement douloureux des orteils , l'exsudation blanchâtre des jambes , étoient remarquables ; mais ces douleurs , n'opérant point encore à l'intérieur le soulagement désiré , parurent à la malade trop fortes pour qu'elle se déterminât à continuer les applications.

Son état n'a pas cessé d'être le même.

Résumé des Observations comprises dans la quatrième Section.

Une névralgie sciatique, un tic douloureux, et des douleurs hystériques variées, mais qui ont affecté la forme de douleurs articulaires, sont réunis dans cette section.

La névralgie sciatique est la seule sur laquelle l'effet du remède n'a point été équivoque.

C'est aussi, parmi les névralgies, la maladie qui s'échange le plus communément avec la goutte. Le nombre des applications n'a été que de six à sept; il eût été à désirer qu'on en eût pu faire davantage.

On a pu croire que la cause du tic douloureux (ou névralgie faciale), dont nous avons donné l'histoire ici, participoit du caractère des affections goutteuses. L'observation des effets qui ont suivi les applications faites dans ce cas, semble autoriser à croire que le remède employé n'a pas été inutile. Mais il est difficile ici de distinguer ce qu'on peut devoir au remède, de ce qu'on auroit pu attendre de la nature seule, dans une affection essentiellement variable, intermittente et irrégulière.

L'affection hystérique dont nous avons conservé ici la description, ne nous a pas paru vraiment compliquée de goutte; il n'est peut-être pas exact non plus de la ranger avec des névralgies : mais on y voit, indépendamment d'aucun succès, les effets immédiats du remède, c'est-à-dire, la douleur plantaire et celle des orteils, ainsi que l'exsudation cutanée, se développer avec une activité qui nous paroît indépendante de l'influence de ce remède sur la goutte, comme on le verra encore par la suite, mais qui nous semble caractériser essentiellement la manière d'agir de ce remède.

C'est pour cela que nous avons présenté ici cette observation.

Ainsi, dans cette section, il y a une observation qui présente un succès évident, une qui offre un effet équivoque, et une qui n'offre aucun véritable succès.

Mais on doit observer que les maladies qui en font le sujet, à part les présomptions qui les faisoient attribuer à la goutte, n'ont rien de commun entre elles, ni dans la nature de leurs symptômes, ni dans les circonstances qui les ont déterminées.

CINQUIÈME SECTION.

Des Maladies non goutteuses, avec complication de goutte.

QUARANTE-SEPTIÈME OBSERVATION.

Homme âgé d'environ soixante ans, replet ; sa maladie est de la nature des fièvres bilieuses, avec affection cérébrale et hoquets attribués à une complication goutteuse.

Etat antérieur.

Ce malade avoit été anciennement atteint de goutte au gros orteil et à l'articulation du pied.

Délivré de ces douleurs, il fut sujet à des coliques, avec évacuations laborieuses, ventre embarrassé, tête lourde, assoupissemens fréquens.

Etat dans lequel on a fait une première suite d'applications.

Ces symptômes persistant, la santé du malade s'altéroit, et l'on crut devoir attribuer son dépérissement à la goutte.

Dans l'hiver de 1807 à 1808, *on fit une application du remède aux deux jambes.*

Après quelques applications, la tête parut dégagée, les fonctions digestives étoient rétablies. Au bout de quinze jours, on cessa, malgré M. *Pradier.* Il n'y avoit plus de coliques ; le malade sembloit parfaitement rétabli et les fonctions du cerveau entièrement libres, ce qui dura quelques mois.

Etat dans lequel on a fait une seconde suite d'applications.

Le 2 avril 1808, après déjeûner, il éprouva tout-à-coup de l'assoupissement, des douleurs lombaires, avec lassitude générale, soif et fièvre.

Un vomissement bilieux, provoqué par l'émétique, et suivi de selles bilieuses, n'amena point de soulagement.

L'assoupissement et les autres symptômes persistèrent avec exacerbation le soir ; le délire s'y joignit avec loquacité, inspirations par soupirs, somnolence, peu de connoissance, le hoquet survint.

Ce symptôme, sans doute, et le rapport de ce mode d'invasion avec les accidens observés dans l'attaque précédente, dont quelques caractères sembloient ici se présenter encore, firent soupçonner l'existence de la goutte, et l'on crut devoir recourir encore à M. *Pradier*.

Du 5 au 6, il fit l'application de son remède vers minuit ; quelques minutes après, le malade parut calme, le hoquet cessa, il eut un sommeil tranquille.

Le 6, le hoquet revint avec les mêmes symptômes graves appartenant à l'affection cérébrale ; mais, passé le 7, tous les accidens se dissipèrent peu-à-peu, et l'affection cérébrale disparut avec les autres symptômes en quatre ou cinq jours.

Etat ultérieur.

Il resta un mouvement de fièvre, avec les symptômes ordinaires d'une affection bilieuse, et le médecin jugea qu'on avoit obtenu du remède de M. *Pradier* tout ce qu'on devoit en attendre. Il continua le traitement suivant les indications ordinaires des fièvres bilieuses, qui n'avoient pas cessé d'être suivies dans le cours même des applications, et la convalescence s'établit parfaitement.

QUARANTE-HUITIÈME OBSERVATION.

Homme âgé d'environ cinquante-cinq ans, d'une constitution robuste, d'un tempérament sanguin, actif, exerçant la médecine ; fièvre bilieuse avec redoublemens, compliquée de douleurs goutteuses portées sur les intestins.

Nous attendions de lui - même le détail de sa maladie : il n'a pas eu le temps de nous le donner. Lui ayant donné nos soins dans le cours de cette affection, nous avons rédigé nous-mêmes la note dont voici le sommaire.

Etat antérieur.

Il étoit sujet à des douleurs vagues qui souvent affectoient les entrailles, et quelquefois se portoient aux pieds, et qu'il regardoit comme dépendantes d'une disposition goutteuse.

Etat dans lequel l'application a été faite.

Il fut pris d'une fièvre bilieuse avec redoublemens fortement prononcés en double tierce. Un des accès étoit plus fort et accompagné de symptômes menaçans, agitation extrême, insomnie, délire même ; il survint une éruption pétéchiale, sur le dos principalement.

Au milieu de ces symptômes se mêloient des douleurs d'entrailles, que le malade reconnut pour être de la même nature que celles auxquelles il étoit sujet, et qu'il savoit être goutteuses. Elles aggravoient beaucoup les accidens des accès ; le malade désira lui-même faire usage du remède de M. *Pradier. On l'appliqua aux deux jambes.*

Il survint alors des douleurs vives à la plante des pieds, avec rougeur et enflure au coude-pied ; les douleurs d'entrailles se calmèrent. Dès lors la marche de la fièvre fut plus modérée, et la maladie se termina avec les moyens ordinaires.

Etat ultérieur.

Nous l'avons vu plusieurs fois depuis, et les douleurs habituelles, dont il se plaignoit avant sa maladie, n'étoient pas encore revenues.

QUARANTE-NEUVIÈME OBSERVATION.

Femme âgée d'environ soixante ans, mère de famille.

Nous ne pouvons donner de ce fait, dont nous avons été temoins au moment du traitement, qu'une simple note.

Cette dame avoit eu quelques accès de goutte.

Elle fut prise d'une fièvre bilieuse, avec symptômes ataxiques, prostration, assoupissement et jaunisse.

Au milieu de cette maladie se déclarèrent des douleurs épigastriques, qu'on crut devoir attribuer à la goutte, et qui tourmentoient beaucoup la malade.

On fit l'application du remède de M.Pradier.

Les douleurs épigastriques ont été immédiatement calmées ; il y a eu quelque diminution momentanée dans les symptômes ataxiques et dans l'assoupissement ; mais la fièvre et la jaunisse ont persisté, et la maladie s'est bientôt terminée d'une manière funeste.

CINQUANTIÈME OBSERVATION.

Homme âgé de soixante-treize ans, né d'un père goutteux et mort de la goutte, ayant un frère perclus de goutte, ayant servi dans les armées comme capitaine.

SQUIRRE DE L'ESTOMAC, AVEC DOULEURS GOUTTEUSES.

État antérieur.

Dès l'âge de vingt-un ans, il avoit éprouvé une douleur au gros orteil d'un des pieds, avec gonflement. Cet accident avoit duré trois semaines.

Trois ou quatre ans après, il eut un gonflement douloureux au genou du côté opposé, et en même temps au pied antérieurement affecté. Ce gonflement dura encore un mois, et revint ensuite à plusieurs reprises aux poignets, aux genoux, aux pieds.

A l'âge de quarante-trois ans, sans attaque articulaire antécédente, il éprouva une douleur à l'estomac, avec dégoût, qu'un émétique imprudemment donné aggrava ; il fut en danger, et se rétablit seulement au bout de six semaines.

Depuis, il fut sujet à des douleurs vagues dans les membres, sur-tout au printemps, et sans accès réglés. .

Au mois d'avril 1808, il lui survint une douleur à l'épaule, qui au bout de quinze jours, s'étendoit au côté gauche du thorax. Il s'y joignit un sentiment pénible dans la région épigastrique. Le bouillon seul passoit.

Le 15, un vésicatoire appliqué sur le côté gauche de la poitrine, enleva la douleur du thorax, laissa subsister et aggrava celle de l'épigastre; le bouillon même dégoûta le malade et lui parut insupportable; tout, et l'éther même, étoit vomi.

Etat dans lequel l'application a été faite.

Dans cet état de choses, l'aspect du malade étoit bon, la bouche un peu ardente; il la rafraîchissoit avec de l'eau fraîche ; l'haleine étoit douce, la respiration un peu gênée, et cependant il se couchoit sans peine, dans une position horizontale.

L'épigastre étoit douloureux à la pression, et le malade y éprouvoit une pesanteur incommode.

Il y avoit constipation opiniâtre, et peu de sommeil.

On jugea que la goutte pouvoit être cause de cet état, et l'on proposa *l'application du remède de M*. Pradier; *elle fut faite le* 30 *avril.*

Il y eut la nuit des tiraillemens à l'épigastre, chaleur sans douleur aux jambes, et sur-tout à la gauche.

Le lendemain, la respiration moins gênée, l'épigastre moins douloureux, le sentiment de pesanteur diminué, un peu de gelée de groseille ayant passé, firent croire à un changement favorable ; ces avantages ne durèrent que vingt-quatre heures.

Cependant l'espérance étoit soutenue par une douleur survenue au pied droit, avec enflure qui s'étendoit à la jambe et à la cuisse, et même au pied gauche, et une douleur vive aux deux talons ; la respiration continuoit de paroître peu gênée, mais les autres symptômes s'aggravèrent : le 6 mai, le malade succomba.

L'ouverture fit connoître un squirre ulcéré de l'estomac, s'étendant au pancréas et au tissu cellulaire intermédiaire.

Résumé des Observations comprises dans la cinquième Section.

On trouve ici quatre exemples dans lesquels il y a eu présomption de goutte compliquée avec des maladies qui lui étoient évidemment étrangères. De ces maladies, deux se sont terminées heureusement, et deux ont eu une issue funeste, qui évidemment, dans l'une d'elles, ne pouvoit être différente. Dans toutes les quatre, l'application a paru avoir un effet marqué ; mais il a été sur-tout assez évident dans la deuxième (n°. 48).

Dans la quatrième (n°. 50), on ne peut guère douter que les douleurs et les tumeurs développées aux pieds, ne fussent articulaires et goutteuses.

Nous avons cru ne pas devoir exclure ce genre d'observations de la série de celles qui motivent notre rapport, parce que la part que la goutte peut prendre à beaucoup de maladies, a bien quelque importance, et parce que le défaut presque absolu d'influence du remède employé sur les maladies principales, nous a paru digne d'être noté.

L'observation (n°. 48), pourroit être prise sous un autre point de vue, et être reportée à la seconde section, celle des gouttes vagues dont les accès se portent sur le tronc et sur les viscères.

SIXIÈME SECTION.

Comprenant les Observations de gouttes chroniques, avec engorgemens fixes des articulations, réunies à des accès de goutte aiguë, réguliers ou vagues.

CINQUANTE-UNIÈME OBSERVATION.

Homme âgé de soixante-huit ans, né de parens non goutteux.

Etat antérieur.

Il avoit joui d'une parfaite santé jusqu'à l'âge de quarante-deux ans ; en septembre 1782, il fut pris d'une douleur aiguë à la base du gros orteil du pied droit.

Le pied devint rouge et tuméfié, et l'accident se dissipa au bout d'un mois, sans passer à d'autres articulations.

La même chose eut lieu pendant cinq ans à l'automne, et la douleur se porta successivement aux pieds et aux genoux.

Les retours se renouvelèrent ensuite tous les cinq à six mois, tantôt aux articulations des membres supérieurs, tantôt à celles des membres inférieurs ; bientôt ils revinrent tous les deux à trois mois ; habituellement il y avoit des douleurs sourdes dans toutes les articulations , et les mouvemens étoient gênés.

Des nodosités se sont formées aux articulations du métacarpe avec les phalanges , et des phalanges entre elles ; elles ont grossi jusqu'au volume d'une noix.

Etat dans lequel l'application a été faite.

Indépendammeut de l'état qui vient d'être décrit, au mois d'octobre 1807, un accés de goutte aiguë considérable étoit survenu depuis cinq jours.

On fit l'application du remède aux deux jambes.

Les prémières furent sans effet sensible ; vers la cinquième ou la sixième, le malade a été très-soulagé ; le soulagement a augmenté, et au bout de seize jours, après seize applications, les douleurs étoient absolument dissipées.

Etat ultérieur.

Les douleurs habituelles antérieures à l'accès ont cessé d'avoir lieu. La marche, de très-gênée qu'elle étoit avant cette époque, est devenue assez libre et facile ; les nodosités ont persisté. Nous avons vu le malade dans cet état d'amélioration, qui subsistoit encore sans changement, vingt-un mois après le traitement.

CINQUANTE-DEUXIÈME OBSERVATION.

Femme âgée de quarante-cinq ans, de petite stature, d'un tempérament sanguin, née de parens non goutteux, mère de cinq enfans.

Etat antérieur.

A l'âge de dix - neuf ans, deux ans après une couche, n'ayant pas nourri, elle ressentit une douleur aiguë dans le haut de la cuisse gauche ; cette douleur dura cinq jours.

A vingt-deux ans elle eut une douleur aiguë dans les gros orteils, sans beaucoup de gonflement et sans rougeur ; elle dura huit à dix jours, et revint à diverses époques, aux pieds, aux mains, aux genoux, aux poignets, aux reins.

D'abord les intervalles étoient de deux et trois ans.

Il se forma peu-à-peu des empâtemens aux articulations des doigts et des orteils, mais jamais avec inflammation, c'est-à-dire sans rougeur, ni douleur.

La marche devint difficile.

La main droite, dont le poignet est resté engorgé, étoit déviée en dehors.

A l'âge de quarante-cinq ans, il y eut des douleurs aiguës dans les deux genoux ; mais elles ne furent pas assez vives pour empêcher absolument la progression : ces douleurs revenoient à-peu-près tous les quinze jours. Les douleurs fréquentes

que la malade ressentoit dans les autres articulations, étoient plus supportables.

Etat dans lequel l'application a été faite.

Au mois de mai 1808, les douleurs fixées au
genou droit devinrent beaucoup plus vives, et
jusqu'au 16 juin la malade ne fut pas un jour sans
souffrir.

Alors le remède de M. Pradier *fut appliqué
aux deux jambes.*

Dès la première application, les douleurs furent calmées, et depuis ce moment la malade n'a
plus souffert.

Néanmoins on a continué les applications, et
on les a portées jusqu'à cinquante, dans l'espérance d'obtenir aussi des effets utiles sur la goutte
fixe, et tous les huit jours on laissoit vingt-quatre
heures de repos.

La marche est devenue plus facile. La malade
n'éprouve plus aucune douleur; mais il n'est
survenu aucun changement dans les nodosités.

Le dernier cataplasme a été levé entièrement
sec.

CINQUANTE-TROISIÈME OBSERVATION.

Homme âgé de quarante-quatre ans, d'un tempérament sanguin, né d'une mère attaquée de rhumatisme goutteux, habitant un pays marécageux, ayant servi comme militaire.

Etat antérieur.

Il a eu plusieurs fois des fièvres intermittentes, et étoit sujet à un flux hémorroïdal. Deux ans après avoir quitté le service, il fut pris, au mois de juillet, d'une douleur au gros orteil du pied gauche ; il avoit trente-quatre ans. La douleur étoit accompagnée de rougeur et de gonflement qui s'étendoit à une partie du pied ; elle dura huit jours.

Tous les ans, les accès revenoient, étoient plus longs, et toujours aux extrémités inférieures pendant six ans.

Depuis quatre ans, les accès se sont réduits à deux par an ; un au printemps, l'autre à l'automne.

Ces accès s'étendoient alors à toutes les articulations, étoient beaucoup plus douloureux et plus longs. Celui du printemps duroit six semaines, celui d'automne trois ou quatre mois.

A leur issue, le malade marchoit avec beaucoup de peine.

Les articulations des pieds et des genoux s'engagèrent ; et dans les intervalles des derniers accès, les douleurs de genoux devenues habituelles, n'abandonnoient plus le malade.

Etat dans lequel l'application a été faite.

Deux mois après l'accès du printemps, à la fin d'août 1808, le malade vint à Paris. Il marchoit péniblement, à l'aide d'une canne; chaque pas réveilloit dans ses pieds de vives douleurs; il montoit avec la plus grande peine un escalier, et souffroit même dans le repos.

Le 2 septembre, le remède de M. Pradier *fut appliqué aux deux jambes.*

L'application a été suivie, pendant deux ou trois jours, de douleurs aiguës à la plante du pied; et le gonflement habituel des pieds et des genoux a diminué.

Ensuite la douleur de la plante des pieds, excitée par le cataplasme, s'est modérée et calmée, et en même temps les douleurs habituelles se sont évanouies.

Il a été fait vingt-neuf applications sans interruption.

Il s'est développé un gonflement arthritique à la main droite, puis à la gauche, dont la durée a été de huit à dix jours.

Une nodosité, placée à la partie interne de l'articulation du second os du métacarpe avec l'index de la main droite, a diminué.

L'empâtement des genoux et des malléoles a été dissipé.

Enfin, le 1er. octobre, le malade marchoit difficilement encore, mais mieux qu'avant son arrivée : les douleurs habituelles n'existoient plus, même dans les mouvemens ; les jambes étoient foibles.

Nous ignorons de quelle manière s'est passé l'accès de l'automne.

CINQUANTE-QUATRIÈME OBSERVATION.

Jeune fille, âgée de vingt-un ans, née de parens sains, d'une bonne constitution, d'un tempérament sanguin, bien réglée.

Etat antérieur.

Elle n'avoit point eu de maladie qui pût faire prévoir l'état dans lequel elle est tombée.

Le 23 octobre 1808, cette jeune fille fut prise d'une douleur dans le genou, qui ne se dissipa point et alla en augmentant. Des fomentations et plusieurs autres moyens n'empêchèrent pas le mal de croître et d'affecter la cuisse ; elle fut forcée de s'aliter.

Etat dans lequel l'application a été faite.

Vers le commencement de novembre, l'estomac se prit de douleurs et de vomissemens continuels : il rejetoit toute espèce d'alimens, et gardoit tout au plus de l'eau sucrée. Cet état étoit déjà au comble le 11 novembre ; il ne cessa pas dans le cours de ce mois , et l'on s'aperçut que la jambe , à laquelle l'état violent de l'estomac avoit empêché de faire autant d'attention , s'étoit tellement fléchie sur la cuisse, que le talon touchoit presque aux fesses.

Le 12 novembre, les choses étoient dans cette situation, quand la mère de la jeune personne s'avisa de recourir à M. *Pradier.*

L'application fut faite le jour même à la jambe et au genou ; on eut beaucoup de peine à l'exécuter, à cause du degré de flexion dans lequel le membre étoit fixé.

Dès les premières applications , les spasmes à l'estomac se modérèrent ; trois jours après, ils étoient tout-à-fait calmés ; mais on n'avoit osé donner aucun aliment. Alors la malade se détermina à boire un peu de vin de Bordeaux, et osa manger un gâteau. L'un et l'autre passèrent sans difficulté ; et, depuis, la jeune personne a continué de manger , de reprendre des forces , et sa santé s'est rétablie sensiblement.

La jambe et le genou étoient encore fléchis ; mais l'angle de la jambe sur la cuisse s'étoit un peu ouvert ; le genou étoit toujours engorgé. Les applications suivantes n'ont amené que de foibles améliorations à cet égard. Les efforts qu'on faisoit pour étendre la jambe étoient douloureux, et n'annonçoient pas dans le genou un mouvement sensible. La malade , pouvant se lever , ne pouvoit néanmoins marcher que soutenue sur deux béquilles. Un nombre considérable d'applications ne fit faire aucun progrès à cet état. La malade abandonna le traitement, qui paroissoit alors être inutile, et se livra , sous la conduite de son médecin , aux méthodes ordinaires.

Etat ultérieur.

Les progrès ont depuis été lents , mais assez sensibles. La malade ne se sert plus que d'une seule béquille , et la pointe du pied de la jambe affectée commence à toucher la terre. La santé est d'ailleurs bonne, et l'estomac fait bien ses fonctions.

CINQUANTE-CINQUIÈME OBSERVATION.

Jeune homme âgé de vingt-trois ans , d'un tempérament nerveux, maigre, né d'un père goutteux dès l'âge de dix-huit à dix-neuf ans.

Etat antérieur.

A seize ans, après quelques excès de danse et dans l'exercice des armes , ce jeune homme fut pris d'un gonflement douloureux et inflammatoire aux environs des articulations, tant aux membres inférieurs que supérieurs. Le gonflement passoit d'une articulation à l'autre, et toujours plusieurs étoient affectées à-la-fois. Il ne fut rétabli qu'au bout de six semaines.

Il jouit d'un an de bonne santé, et ensuite eut quelques reprises de douleurs passagères.

Le 1er. mai 1807, un nouvel accès débuta par une douleur avec gonflement inflammatoire à la base du pouce de la main droite. Pareil gonflement s'établit en outre aux malléoles des deux pieds et aux genoux. L'épaule droite et l'articulation de la mâchoire inférieure furent ensuite entreprises. L'index de la main droite s'enfla aussi dans l'articulation de la première phalange avec la seconde.

Le malade fut arrêté au lit pendant trois mois, marcha ensuite en boitant, et les articulations restèrent enflées et douloureuses dans les mouvemens.

Tous les deux ou trois mois, sur-tout dans les changemens de temps, le gonflement et les douleurs augmentoient, et cet accroissement se dissipoit en huit à dix jours.

Etat dans lequel l'application a été faite.

Quelques remèdes internes conseillés par un praticien célèbre, et les frictions avec le liniment volatil, ont été sans effet sensiblement avantageux.

Le 2 mai 1808, il se déclare un nouvel accès moins douloureux que les précédens. Le 7, la maigreur étoit très-grande ; le bras et l'épaule gauche n'avoient jamais été affectés et étoient libres : le bras et la main droite ne se pouvoient porter sur la tête, et la supination étoit impossible ; le coude étoit libre ; les articulations carpiennes, métacarpiennes, et celles des phalanges au pouce et à l'index, étoient gonflées et douloureuses ; la flexion de ces doigts gênée ; la rotule droite empâtée et gênée dans ses mouvemens ; les deux talons douloureux habituellement ; les malléoles gonflées aux deux pieds, ainsi que la base du gros orteil ; le mouvement d'extension du pied impossible ; ceux d'abduction et d'adduction très-gênés. Les douleurs que provoquoient tous les mouvemens, se ressentoient sur-tout aux malléoles.

L'application fut faite aux deux jambes le 7 mai.

Point d'effet sensible à la première.

A la seconde, la douleur brûlante de la plante des pieds s'est fait sentir. Point de rougeur, diminution de l'enflure des malléoles, et cette diminution a continué d'avoir lieu aux applications suivantes.

Le 11, les mouvemens du bras et de la main droite étoient plus libres, et le malade la portoit à la tête ; le 13, ils étoient presque ramenés à la mesure naturelle, à l'exception de la flexion de l'index et du pouce. Ces progrès se sont assez bien soutenus dans les huit premières applications, après lesquelles le malade s'est reposé. Le 15, il a pu marcher, avec de légères douleurs aux malléoles.

Du 18 mai au 4 juin, et du 8 juin au 17, on a repris les applications ; elles n'ont plus excité à la plante des pieds les douleurs qui avoient suivi les premières. Le seul sentiment qui les accompagnoit étoit un sentiment de foiblesse dans les jambes. Dans le temps des applications et dans leurs intervalles, il y a eu des variations dans les douleurs, et des gonflemens qui se dissipoient et reparoissoient en d'autres endroits, etc. Le malade a pu se promener; mais en somme, quoique les mouvemens eussent acquis plus de liberté, ils ne paroissoient pas l'avoir recouvrée d'une manière durable et remarquable; l'on assuroit que l'état d'amélioration auquel ce malade étoit parvenu, n'avoit rien qui n'eût eu lieu au même degré dans l'été de 1807.

Etat ultérieur.

Ce malade nous est venu voir dix - huit mois après son traitement; il s'étoit progressivement rétabli; il marchoit très-bien, et n'avoit fait absolument aucun remède depuis celui de M. *Pradier.*

CINQUANTE-SIXIÈME OBSERVATION.

*Homme de cinquante-cinq ans, d'un tempéra-
ment sanguin, avec embonpoint graisseux,
marié à dix-huit ans : il est incertain si ses
pères ont été goutteux.*

Etat antérieur.

A vingt-six ans, étant à la chasse, il coucha à
l'ombre, dormit, et se réveilla avec les articulations roides. Cet accident ne parut pas avoir de
suite.

Il se porta bien pendant un an.

A l âge de vingt-sept ans, au mois de juin, il fut
éveillé pendant la nuit par une douleur aiguë à
la partie externe et supérieure du tarse au pied
gauche, avec rougeur et gonflement. La douleur
passa ensuite au genou gauche, puis au droit,
enfin au pied droit ; il fut quinze jours sans pouvoir marcher, et fut délivré au bout de vingt-un
jours.

Au bout de quinze à dix-huit mois, même accident, qui revint encore à pareil intervalle. Les
accès duroient vingt à trente jours, et se bornoient
d'abord aux extrémités inférieures.

Ils gagnèrent ensuite les poignets, les coudes
et les épaules ; mais les genoux et les pieds étoient
toujours plus affectés.

Les intervalles furent ensuite d'un an, et les

accès furent plus douloureux et plus longs ; ils durèrent jusqu'à cinquante-cinq jours.

Il est resté alors aux genoux et aux pieds, de l'empâtement et de la dureté.

Un accès survenu en 1806, laissa sur l'olécrane une nodosité ; il en est venu aussi aux mains et aux doigts.

Depuis quelques années, et sur-tout à la fin des accès, le malade rendoit souvent de petits calculs, dont l'eau de graine de lin favorisoit la sortie.

Etat dans lequel l'application a été faite.

· Le malade, depuis son dernier accès, en janvier 1808, avoit conservé une grande difficulté à marcher.

Aux extrémités inférieures, les tarses et les malléoles étoient engorgés, les rotules gênées dans leurs mouvemens, avec empâtement conservant l'impression du doigt, et plus profondément un engorgement dur et une tumeur élastique.

Le malade éprouvoit aussi des douleurs, non-seulement dans le mouvement, mais aussi dans le repos ; des tiraillemens dans les mollets, des douleurs sourdes vers les *ischium*.

Le malade marchoit difficilement, les genoux fléchis, les jambes écartées, le tronc courbé.

Aux extrémités supérieures on observoit la nodosité déjà indiquée de l'olécrane gauche, et

10 *

d'autres sur le tendon extenseur de l'index gauche, sur le dos de la main, sur l'articulation des deux premières phalanges du doigt médius de la même main, etc.

La flexion des doigts étoit très-imparfaite, et dans quelques-uns impossible; la pression sur les articulations étoit douloureuse; des douleurs sourdes se faisoient sentir par intervalles dans les épaules, les coudes et les poignets; la région des reins sur-tout étoit la plus habituellement souffrante.

D'ailleurs, le malade présentoit l'extérieur de la santé, avec un embonpoint considérable.

Le 15 juillet, le remède de M. Pradier *fut appliqué aux deux jambes;* plusieurs applications ont été prolongées pendant quarante-huit heures.

Du 15 au 27, il y eut des variations dans les engorgemens, des changemens dans les douleurs, qui se portèrent à plusieurs reprises aux articulations des mains, et furent au contraire nulles aux jambes, à l'exception d'une sensation légère pénétrant comme en fusée dans les mollets; il n'y eut aucun sentiment de douleur plantaire.

Le traitement fut suspendu le 27, et le même jour survint une attaque de colique néphrétique, terminée par l'excrétion de plusieurs petits calculs d'acide urique.

Le malade essaya ensuite de sortir, et ne le fit qu'avec une peine telle, qu'il fut obligé de revenir en voiture, après avoir fait lentement très-peu de chemin.

Les pansemens ont été repris le 1er. août.

Du 1er. au 22, il y a eu quelque changement en bien, et le malade se soutenoit et marchoit mieux.

Le 24, il a rendu un petit calcul.

Le 25, des démangeaisons insupportables aux jambes, lui ont fait abandonner le traitement, dont il n'a retiré aucun avantage notable.

CINQUANTE-SEPTIÈME OBSERVATION.

Homme âgé de cinquante ans, d'un tempérament sanguin, né d'une mère goutteuse, attaquée de douleurs articulaires et de nodosités, morte à quarante - huit ans d'un accès de suffocation.

Etat antérieur.

A l'âge de vingt-quatre ans, après un bain de rivière pris en été, il éprouva une douleur vive au gros orteil et à l'articulation du pied gauche; avec un peu de gonflement et de rougeur, qui se dissipèrent en huit jours.

Après cela, il fut deux ans bien portant.

Ensuite il éprouva un gonflement inflammatoire semblable à celui de la première attaque, mais cette fois dans les poignets et les phalanges des doigts.

Ces accidens revinrent ensuite tous les ans, surtout au printemps ; ils se sont encore rapprochés, et depuis long-temps ils ne s'éloignent pas de plus de cinq à six mois, et se font sentir dans toutes les saisons, même en été.

Dans l'accès, les douleurs se portent d'une articulation à une autre ; toutes, hors celles des hanches, en ont été prises ; l'accès s'est porté une fois à la poitrine, et en a été détourné par les vésicatoires. A la fin des accès, les urines deviennent rouges et déposent un sédiment briqueté ; dans l'accès elles sont limpides et citrines.

Plusieurs extrémités sont restées gonflées, et dans les intervalles des accès le malade y éprouve des douleurs sourdes.

Tous les remèdes tentés ont échoué, et celui d'*Archidet* comme les autres. Le dernier accès est survenu en décembre 1807, et s'est terminé en février 1808 ; les douleurs en furent modérées.

Etat dans lequel l'application a été faite.

Au 1er avril, le malade vint à Paris, se proposant de faire usage du remède de M. *Pradier*.

L'état des articulations étoit celui-ci : la rotule droite étoit immobile et grossie ; l'extension de la jambe ne pouvoit se compléter de ce côté ; le pied gauche étoit gêné, la plupart des phalanges en étoient affectées de nodosités ; à la main gauche, le doigt médius étoit ankilosé dans l'articulation de la première phalange avec la seconde ; il y avoit des nodosités au pied gauche, sur les os du métacarpe ; ce pied faisoit boiter le malade, tous les orteils en étoient dans une flexion forcée et complète, et le gros orteil, au contraire, dans l'extension.

Aucune articulation n'étoit douloureuse au toucher, mais les mouvemens d'extension et de flexion étoient douloureux, le malade d'ailleurs étoit dans un état de calme complet.

L'application du remède a été faite le 4 *avril aux deux jambes*, dans un état de calme ; les deux premières applications ont été sans effet sensible et sans douleurs.

Du 6 au 7, il s'est déclaré une douleur à la plante des pieds ; le malade la comparoit à celle qui termine ses accès de goutte.

Après le 7, ou dans la quatrième application, le malade éprouva un mouvement d'élévation du pouls, et le malaise précurseur de ses accès ordinaires ; il s'établit des douleurs aux coudes, aux doigts, au genou droit et au coude-pied, et à la région des *ischium,* où il n'en avoit jamais éprouvé ; il n'éprouva pas la douleur plantaire, ordinaire dans ces applications ; mais l'exsudation blanchâtre s'établit abondamment aux deux jambes ; le genou droit parut gonflé, rouge et douloureux.

Le mouvement de fièvre et les douleurs articulaires se soutinrent et s'accrurent les jours suivans ; les mouvemens des orteils au pied gauche furent très-douloureux , et l'état d'extension du gros orteil fut encore augmenté ; la douleur plantaire ne s'établit qu'au talon.

Les urines commencèrent par intervalles à devenir rouges , chargées , et à déposer un sédiment briqueté.

Du 14 au 17, les accidens diminuèrent, les douleurs se modérèrent , et la rotule , précédemment immobile, acquit une mobilité sensible ; les mouvemens des genoux et des jambes parurent plus libres qu'ils ne sembloient l'être avant le traitement ; néanmoins la marche étoit toujours pénible , et sur-tout par la foiblesse que le malade éprouvoit dans les jambes.

Le traitement , suspendu le 20 , fut repris le 21 ; et cette reprise fut suivie de quelques douleurs articulaires de peu de durée. Le 29 avril , on a renoncé à continuer le remède ; les avantages que le malade a pu retirer de ce traitement, ont été très-peu remarquables , et n'ont pas paru plus grands que ceux que lui apportent communément les chaleurs de l'été.

Le 15 mai, l'état n'étoit point sensiblement meilleur ; le malade est parti de Paris dans un état peu différent de celui dans lequel il y étoit arrivé, et marchant aussi difficilement.

(153)

Etat ultérieur.

De retour chez lui, le 15 juillet suivant, un nouvel accès est survenu avec le même caractère vague que les précédens, mais suivi d'un œdème que l'on a combattu avec des diurétiques toniques. Ainsi les retours ultérieurs de la maladie n'ont pas ici laissé reconnoître plus d'avantages acquis, qu'on n'en avoit obtenu sur l'état fixe de la goutte; et le seul effet remarquable dans cette observation, a été le développement d'un léger accès à la suite des applications, malgré le calme au milieu duquel elles avoient commencé.

Résumé des Observations comprises dans la sixième Section.

Dans ces observations, il y a à distinguer la goutte fixe et permanente; les accès de goutte aiguë, survenant à des époques plus ou moins périodiques; les douleurs habituelles qui accompagnent la goutte fixe, et qui varient avec les changemens de temps; les empâtemens et l'embarras des articulations, produisant gêne plus ou moins grande dans les mouvemens; enfin, les nodosités plus ou moins circonscrites, saillantes et volumineuses, qui sont attachées aux ligamens articulaires, aux gaines tendineuses ou même qui semblent affecter le tissu sous-cutané fibreux qui environne les jointures du carpe, du métacarpe des doigts ou des orteils.

Sur les sept observations comprises dans cette section, il y en a six dans lesquelles les accès de goutte aiguë affectoient des retours périodiques plus ou moins réguliers : une seule n'est pas dans ce cas (54). Dans le même nombre, on observe que les articulations occupées par la goutte fixe étoient en même temps plus ou moins souvent affectées de douleurs sourdes, soit habituelles, soit sujettes à revenir dans les changemens de temps. Les accès de goutte aiguë ont eu, chez la plupart, le caractère vague qui les porte d'articulations en articulations. Chez un d'eux, ils s'étoient portés quelquefois sur la poitrine (57); chez un autre, la goutte aiguë affectoit l'estomac (54); chez un autre enfin, elle s'est combinée avec une néphrite calculeuse (56).

Dans quatre des observations rapportées (51, 52, 53, 54), les douleurs aiguës ont été promptement calmées; dans les trois autres, elles ont varié de diverses manières; mais le résultat définitif n'a point amené dans celles-ci une diminution constante qui fût appréciable (55, 56, 57).

Dans trois, les douleurs sourdes qui affectoient habituellement les articulations engorgées se sont dissipées et ne sont plus revenues, au moins d'une manière remarquable, après le traitement (51, 52, 53).

Dans celle dans laquelle l'accès aigu tourmentoit l'estomac (54), la douleur et les convulsions de ce viscère ont cessé immédiatement, et ne sont plus revenues.

Dans l'observation où la goutte étoit combinée à une néphrite calculeuse (56), cette dernière affection n'a éprouvé aucun changement, et la goutte elle-même a résisté au traitement.

Dans deux, les douleurs plantaires excitées par les applications, ont été très-vives dès le début (53, 55); et il y a eu alors un calme marqué dans les douleurs et la gêne des articulations. Dans l'une d'elles (55), à la réapplication du remède, la douleur plantaire n'a plus eu lieu, et l'effet immédiatement utile a été plus équivoque à cette reprise.

Dans une (57), les applications, faites dans un état de calme, ont été suivies du développement d'un accès aigu marqué par des douleurs articulaires plus ou moins errantes, avant le temps où l'on avoit lieu de l'attendre ; et néanmoins, par la suite, un accès nouveau est revenu à la distance ordinaire du dernier accès qui avoit eu lieu avant les applications.

Dans trois, l'empâtement et l'engorgement des articulations ont sensiblement diminué, et la marche est devenue ou facile ou du moins plus libre (51, 52, 53). La flexion forcée de la jambe sur le genou affecté, a été sensiblement diminuée dans l'observation 54 ; mais le membre a été néanmoins loin d'être rétabli dans sa position naturelle.

Les nodosités ont été diminuées dans le n°. 53 ; mais dans cinq autres (51, 52, 55, 56, 57), toutes ou la plupart ont persisté à-peu-près dans le même état. Nous avons noté dans les autres sections des cas où des nodosités ont disparu au milieu de ce traitement (*voyez* n°s. 13, 15, 27, 29, 36, etc.)

En somme, dans trois et même quatre (51, 52, 53 et même 54), la goutte aiguë ayant été heureusement traitée, la goutte fixe a éprouvé des améliorations remarquables, et ses douleurs habituelles ont été enlevées. Dans deux, au contraire (56, 57), la goutte aiguë n'a éprouvé aucun changement, ou seulement des changemens équivoques ; et dans la goutte fixe, les malades n'ont éprouvé que peu ou point de changement utile. Un seul, mais qui étoit un très-jeune homme (55), à la suite du traitement, sans autre secours, s'est rétabli progressivement d'une manière qui semble devoir être durable, quoique son état, antérieurement au traitement, ne donnât pas lieu de s'y attendre.

Le nombre des applications dans ces malades ne peut point être évalué d'une manière instructive, relativement à leur effet utile, comme dans les gouttes aiguës.

SEPTIÈME SECTION.

Goutte fixe chronique, avec engorgemens indolens.

CINQUANTE-HUITIÈME OBSERVATION.

Femme âgée de cinquante ans, d'un tempérament beaucoup plus lymphatique que sanguin, ayant perdu ses règles depuis plusieurs années.

Etat antérieur.

LES articulations des genoux, puis celles des pieds, des mains, des coudes, se sont successivement engorgées presque sans douleur, et ont rendu peu-à-peu les mouvemens très-limités et très-incomplets. La malade a cessé de pouvoir étendre ses jambes et ses pieds, et de pouvoir ni se tenir debout ni marcher. La santé étoit bonne d'ailleurs, l'esprit tranquille et sain ; et les règles ont cessé d'avoir lieu sans trouble remarquable. La malade étoit sujette, depuis quelques années, à des coliques d'entrailles qui se renouveloient de temps en temps ; elle urinoit peu, et redoutoit singulièrement l'infiltration et l'hydropisie.

On avoit essayé, en 1806, les douches artificielles de Barrèges ; les mouvemens avoient acquis une liberté remarquable pendant quelques jours ;

mais un peu d'oppression ayant inspiré des crain-
tes, on avoit abandonné ce moyen. L'état antérieur avoit ensuite repris toute sa force. On renouvela l'usage des bains et des douches en 1807,
mais sans succès ; et tous les autres moyens internes et externes que l'art a quelquefois utilement
employés, ont été mis en usage ici sans aucun
fruit.

État dans lequel l'application du Remède a été faite.

Les deux genoux étoient gonflés ; les rotules
étoient tellement engagées dans la tuméfaction
des parties environnantes, qu'il étoit impossible
de les faire mouvoir. Cela s'observoit encore plus
dans le genou gauche que dans le droit. Les jambes
restoient habituellement dans un état de demi-
flexion, ne s'étendoient que très-peu, et dans
leurs foibles mouvemens, on n'entendoit pas le
craquement qui se manifeste dans le jeu des articulations des goutteux ordinaires.

Les pieds étoient plus libres, et n'étoient point
engorgés ; mais leur mouvement de droite et de
gauche ne pouvoit s'exécuter sans donner lieu à
une douleur au genou. La progression et la station étoient impossibles ; on portoit la malade
de son lit à son fauteuil, et de son fauteuil à son
lit. Outre la gêne qui résultoit de l'engorgement
des articulations, il sembloit que la foiblesse des
muscles et le peu de fermeté des ligamens fussent

aussi des causes d'immobilité, par le peu d'assurance que ces organes donnoient même aux mouvemens qu'il étoit encore possible d'exécuter.

L'avant-bras droit étoit dans un état de flexion forcée, et faisoit sur le bras un angle à-peu-près droit. Cet angle pouvoit se fermer, mais non pas s'ouvrir. Le mouvement de supination de l'avantbras étoit impossible ; mais la pronation s'exécutoit assez facilement. Cependant il n'y avoit point au coude d'engorgement palpable.

Les quatre doigts de la main droite étoient portés tous ensemble obliquement vers le bord cubital de la main et la malade ne pouvoit les écarter ; l'annulaire et le petit doigt seuls pouvoient facilement se fléchir.

Le coude gauche étoit libre ; le poignet de ce côté étoit engorgé, et la main restoit dans l'état d'extension ; les articulations du second et du troisième os du métacarpe, avec les phalanges voisines, étoient engorgées. Les doigts exécutoient cependant leur mouvement, quoiqu'avec quelque roideur.

Le 15 janvier 1808, *le remède de M.* Pradier *fut appliqué aux deux jambes.*

On commença par faire neuf applications de suite, pendant lesquelles la malade éprouva quelques picotemens et une douleur au coude droit, et quelques bouffées de chaleur à la face.

Après quatre jours de suspension, on reprit le remède ; et vers la douzième application, on observa plus de facilité dans les mouvemens du coude droit, dans ceux de pronation et de supination, et dans la possibilité d'écarter les doigts de la main de ce côté.

Après la quinzième application, on mit un intervalle de quinze jours, pendant lesquels on remarqua que les rotules s'étoient dégagées et étoient devenues mobiles, mais moins que dans l'état naturel, et que le tissu cellulaire environnant s'étoit dégorgé. L'extension des jambes sur les cuisses se faisoit mieux ; mais la station et une marche de quelques pas ne pouvoient s'exécuter sans l'aide de deux personnes. A la fin des quinze jours d'interruption, quelques-uns de ces foibles avantages s'étoient déjà affoiblis.

Huit jours après, à la vingt-troisième application, on suspendit encore le remède pendant huit jours, parce que les coliques auxquelles la malade étoit sujette s'étoient renouvelées, les mouvemens avoient repris un peu de la liberté qu'ils avoient eue.

On reprit ensuite les applications jusqu'à la fin d'avril, en les interrompant de temps en temps. Pendant ce temps, on observa divers changemens, tels que des variations relatives à une sueur habituelle des mains, ainsi qu'à l'abondance et la qualité des urines ; des douleurs dans les doigts, dans les pieds, dans les orteils, dans l'attache supérieure du péroné gauche, que la malade n'avoit jamais éprouvée ; un craquement dans le genou gauche que jamais on n'avoit observé dans l'état antérieur de presque immobilité de ces parties. Ces changemens paroissoient d'un augure favorable ; mais il s'étoit joint aussi à ces symptômes des picotemens qui agaçoient tellement la malade, qu'on fut obligé d'enlever les cataplasmes. Alors se présenta à nous un phénomène dont nous avons parlé dans le rapport, et qui nous paroît avoir quelque importance. La jambe étant nue, point enflée, sans altération dans l'épiderme, sans rougeur, on voyoit suinter à travers les aréoles de la peau, des gouttes d'une humeur limpide, qui tous les jours, dans les temps même où l'on suspendoit les applications, humectoit les draps dans une grande étendue correspondant aux jambes. Les linges séchés étoient roides, comme si on les eût humectés avec une forte dissolution de gomme ou de blanc d'œuf.

Le 25 avril, la malade avoit assez bien marché ; soutenue par deux personnes, elle étendoit assez les jambes pour s'appuyer dessus. Elle étoit parvenue, toujours avec des aides, à monter et descendre l'escalier d'un étage de sa maison ; ce qu'il lui eût été impossible de faire auparavant.

Ensuite, quelques variations de santé, les re-prises de ses coliques habituelles, le beau temps qui la détermina à se faire transporter à la cam-pagne, firent suspendre les applications, dont on avoit commencé à concevoir quelques espérances ; mais ces progrès ne se sont pas soutenus. On re-prit le remède au mois d'août, mais sans succès ; on l'abandonna tout-à-fait.

La cachexie séreuse, augmentée par l'inaction, s'accrut ; les coliques devinrent plus habituelles ; l'automne les ramena presque continuellement, avec un dévoiement séreux. Il y eut un commen-cement d'épanchement dans l'abdomen, et l'accu-mulation de ces désordres amena la fin de la ma-lade au mois de janvier 1809.

RÉSUMÉ.

Il est rare de rencontrer des observations de goutte absolument indolente, consistant dans des engorgemens articulaires que les changemens de temps ne rendent point douloureux, qui ne sont même point accompagnés de douleurs sourdes habituelles, et qui n'en font éprouver que dans les tiraillemens qui résultent des efforts faits pour opérer la flexion des membres. C'est pour cette raison que nous avons présenté, avec quelques détails, l'analyse de cette observation, la seule que nous ayons pu rapporter à la section septième.

Elle présente aussi une affection dès long-temps déterminée sur les entrailles, et qui, soit qu'on la regarde comme complication, soit qu'on la considère comme maladie consécutive de la goutte, n'a éprouvé aucun effet de l'application du remède. La cachexie séreuse dont on remarque ici les progrès, ressemble beaucoup à celle dont nous avons donné un exemple sous le n°. 17.

A l'exception d'un dégorgement assez sensible, mais peu durable, des articulations des genoux et des jambes, de la mobilité rétablie dans les rotules, d'un peu d'augmentation obtenue dans l'extension du coude et l'abduction des doigts du côté droit, le traitement n'a été marqué que par des changemens peu considérables, et le terme n'en a pas été heureux ; mais nous y avons remarqué spécialement le phénomène d'une exsudation cutanée, continuée hors le temps des applications, et qui nous a paru éclaircir l'origine et la nature de cette exsudation, souvent très-abondante, qui se fait dans presque tous les malades pendant le cours du traitement de M. *Pradier*, et que son abondance permet rarement de confondre avec l'humidité propre du cataplasme, qui seule n'exsude jamais en cette quantité.

HUITIÈME SECTION.

Gouttes fixes chroniques avec engorge-mens douloureux, sans complication d'accès aigus.

CINQUANTE-NEUVIÈME OBSERVATION.

Femme âgée de trente-deux ans, d'un tempé-rament sanguin, d'une bonne constitution, n'ayant jamais eu de maladies notables, née de parens non goutteux, mariée à quinze ans, ayant eu sept enfans.

Etat antérieur.

A la fin de l'été 1805, six semaines après un accouchement, et à la suite de violens chagrins domestiques, elle éprouva des douleurs très-aiguës au genou gauche, sans gonflement ni rougeur.

Huit jours après, le genou droit et la plupart des autres articulations furent prises successive-ment par des douleurs.

Depuis, les douleurs ont persisté constamment.

Deux mois après, les malléoles se sont engor-gées sans douleur et sans rougeur.

Les articulations des poignets, du métacarpe, des phalanges, se sont gonflées ; ce gonflement s'est accru lentement, sans être accompagné d'au-cune inflammation.

Des fleurs blanches auxquelles la malade étoit sujette, ont cessé.

Une nouvelle grossesse n'a rien changé aux douleurs habituelles des articulations ; après l'accouchement, qui se fit au mois de juin 1808, la malade n'a pu nourrir son enfant ; les douleurs ont augmenté ; elles se sont portées aux articulations du tronc, sans que celles des membres aient cessé d'être affectées.

Les mouvemens des doigts étoient gênés, et la flexion ne se faisoit presque pas.

Deux nodosités très-fortes s'étoient formées à la partie interne du pouce gauche ; un gonflement élastique occupoit le poignet, et la pression y causoit quelque douleur.

Etat dans lequel l'application a été faite.

A l'état des parties qui a été précédemment décrit, et qui consistoit dans des gonflemens fixes et dans quelques nodosités formées près des articulations, se joignirent de nouvelles douleurs ; les mouvemens du cou devinrent difficiles et douloureux, ainsi que ceux de la mâchoire inférieure, et des douleurs plus ou moins vives, mais habituelles, continuoient de se faire sentir dans toutes les articulations des membres supérieurs, sur-tout dans les coudes et les poignets.

On fit, le 25 août, l'application du remède de M. Pradier *aux deux jambes.*

Au bout de deux heures, la malade éprouva dans les jambes des douleurs lancinantes, vives, sans diminution dans les douleurs articulaires habituelles.

Dans les trois premières applications, il y eut augmentation de douleur dans les extrémités inférieures, et spécialement dans les tarses, et diminution, au contraire, dans les douleurs des extrémités supérieures et du cou.

Pendant les applications suivantes, jusqu'au 7 septembre, la malade se couvrit avec soin, et transpira beaucoup; les douleurs diminuèrent, les articulations se dégagèrent un peu, le cou se débarrassa, et les mouvemens des doigts et de la tête devinrent plus libres.

Le 8 du même mois, les douleurs se renouvelèrent avec vivacité aux lombes, aux genoux, aux pieds, au cou et à la mâchoire. Le 15, elles se sont calmées, et les mouvemens sont devenus plus libres.

L'évacuation menstruelle a fait alors suspendre le traitement; les bras et les doigts exécutoient leurs mouvemens de flexion avec facilité; leurs nodosités étoient sensiblement diminuées; enfin la malade a marché sans douleur, ce qu'elle n'avoit pas pu faire depuis long-temps.

Vers le 30, le traitement a été repris, et depuis des douleurs se sont renouvelées à plusieurs reprises ; mais la somme de ses effets a été un soulagement réel, sans cependant arriver, à beaucoup près, à un rétablissement complet. La malade a pu reprendre quelque ouvrage et le soin de son ménage ; mais les mouvemens sont restés foibles et gênés. Le nombre des applications s'étoit élevé à près de cinquante.

Etat ultérieur.

L'hiver, sans ramener un état aussi fâcheux, a renouvelé les engorgemens ; les nodosités ont repris leur premier volume. Nous avons vu cette malade au bout d'un an, dans cet état, agissant assez bien, marchant, souffrant peu, mais bien loin d'avoir obtenu la guérison de ses maux.

Nous devons ici à M. *Pradier* le témoignage, que non-seulement il a donné généreusement et assidument ses soins et son remède à cette femme malheureuse et infortunée, mais que même il a fourni libéralement à ses besoins les plus pressans.

SOIXANTIÈME OBSERVATION.

Fille âgée de cinquante - quatre ans , d'un tempérament sanguin , d'une petite stature, née d'une mère qui n'a jamais eu la goutte, et d'un père qui a éprouvé trois fois des douleurs sciatiques.

Etat antérieur.

S'étant toujours bien portée , ayant été toujours

bien réglée, elle fut prise à trente-neuf ans, sans cause connue, d'un gonflement douloureux, sans rougeur, autour des phalanges de l'index et du pouce de la main gauche.

Ce gonflement se porta successivement aux autres articulations de la même main ; à celles de l'autre main, aux genoux et aux pieds, toujours sans rougeur, et cela dans l'espace d'un mois. Les douleurs étoient peu aiguës, et les tumeurs une fois établies, ne se sont jamais dissipées entièrement dans aucune des articulations ; leurs mouvemens sont restés gênés et douloureux.

Les douleurs se sont portées souvent aussi à la partie antérieure et supérieure de la poitrine, où il est resté une grosse nodosité.

Elles ont atteint aussi les coudes, les lombes, et ont produit un empâtement assez considérable sur le sacrum.

Souvent un sentiment de douleur brûlante sembloit descendre le long des jambes, et se porter aux plantes des pieds et aux talons, qui éprouvoient alors une sensation semblable à celle d'un fer rouge appliqué sur ces parties.

Il n'y avoit aucun accès de douleur et de rougeur, tel que ceux des gouttes vagues ; il y avoit seulement des douleurs habituelles dans presque toutes les articulations, et qui augmentoient dans les changemens de temps.

La santé d'ailleurs étoit bonne.

Les règles ont cessé à cinquante - deux ans, et depuis lors les gonflemens arthritiques ont augmenté; la marche est devenue difficile; les jambes et les pieds se sont gonflés dans toute leur étendue, et sont restés enveloppés d'une espèce d'œdème.

Enfin, depuis plus d'un an, cette malade ne faisoit que se traîner dans son appartement, et montoit ou descendoit quelques marches avec la plus grande peine.

Etat dans lequel l'application a été faite.

Le 15 juin 1808, les deux jambes, depuis le dessus des genoux jusqu'aux pieds, étoient très-gonflées, recevoient et conservoient l'impression des doigts; les pieds étoient tournés en dehors, ainsi que les orteils, en sorte que le bord interne des pieds étoit devenu convexe.

La base des deux gros orteils étoit gonflée, douloureuse et un peu rouge; les orteils, en général, étoient sans nodosités.

Les mouvemens des pieds sur la jambe, et des orteils sur le pied, étoient très-bornés et douloureux.

Les malléoles étoient effacées par l'œdème.

Les rotules étoient mobiles, mais environnées d'un gonflement élastique non douloureux; les poignets étoient entourés d'un empâtement habituel; la plupart des articulations étoient noueuses, l'index de la main gauche étoit le seul doigt qui pût s'étendre, encore incomplètement.

Sur le sacrum, à droite, il y avoit une tumeur applatie, dure, large de deux à trois pouces, qui ne paroissoit ni osseuse, ni douloureuse.

Le remède fut appliqué le 15 juin, aux deux jambes.

Du 15 juin au 3 juillet. Dans l'espace des premières vingt-quatre à trente-six heures, il excita des douleurs arthritiques dans les pieds, surtout à leur bord interne ; les jambes se sont fort désenflées : ces effets se sont soutenus jusqu'au 3o juin, où les douleurs des pieds et la rougeur des orteils étoient enfin dissipées.

Les applications avoient été suspendues le 27. Quatre fois on les avoit prolongées pendant quarante-huit heures.

Les autres articulations souffroient toujours comme avant le traitement ; cependant, au commencement de juillet, les doigts des mains étoient plus libres.

Les applications ont été reprises le 3 juillet.

Du 3 juillet au 1er. août. Les applications ont été faites d'abord à nu ; puis entre deux linges, à cause de fortes démangeaisons, et ont été suspendues le 22.

Pendant ce temps, les douleurs se sont soutenues au cou, au sternum, aux épaules, aux coudes, aux poignets ; et le gonflement œdémateux des jambes, précédemment dissipé, s'est reproduit. La tumeur du sacrum a sensiblement diminué.

La malade, marchant dans sa chambre, n'éprouvoit plus de douleur dans les pieds, mais sentoit de la foiblesse et de la douleur aux genoux.

Du 1er. août au 2 septembre. On a suspendu les applications du 13 au 18, et du 26 août au 2 septembre.

Après quelques douleurs brûlantes aux talons, l'œdème s'est encore dissipé ; quelques douleurs sont restées, sur-tout au cou et au poignet gauche ; la malade marchoit facilement dans sa chambre ; l'œdème des jambes n'existoit plus, et l'empâtement des pieds étoit fort diminué.

Du 2 septembre au 22 ou 23. On a appliqué le remède aux genoux et à la main gauche. On a suspendu les applications le 10 ; on les a reprises le 16. La malade a ressenti une douleur brûlante à la paume de la main ; les doigts sont devenus très-sensibles. Cette sensibilité a été suivie de fortes démangeaisons ; l'enflure du poignet a diminué, la même chose est arrivée pour le gonflement des genoux ; et il y a eu douleur au genou gauche.

La malade a été se promener, l'a fait sans souffrir, mais avec un sentiment de foiblesse et une prompte fatigue.

Après plus de cinquante applications, le traitement a été terminé : la malade a quitté Paris ; les mouvemens étoient beaucoup plus libres qu'avant le traitement, la tumeur du sacrum étoit diminuée ; mais les doigts n'avoient pas sensiblement changé d'état.

SOIXANTE-UNIÈME OBSERVATION.

Homme âgé de quarante-sept ans, d'une constitution forte en apparence, d'un tempérament sanguin, issu d'un père goutteux, vivant sobrement et sans aucun excès.

Etat antérieur.

A l'âge de dix-neuf ans, il fut pris d'un gonflement inflammatoire très-douloureux à la malléole interne du pied droit, qui se dissipa en sept à huit jours, revint deux fois par an, au même endroit, pendant trois ans, se dissipant toujours en huit jours de temps. Pendant cette douleur, le malade marchoit encore, mais très-douloureusement et en boitant.

Cette affection se porta ensuite sur le jarret, puis aux genoux, non à-la-fois, mais de l'un à l'autre successivement, ensuite au pied gauche, enfin aux membres supérieurs.

Pendant neuf à dix ans, cette affection ne revint que deux fois l'an, au printemps et à l'automne. Elle parcouroit presque toutes les articulations , commençant par les pieds, passant ensuite aux genoux, quelquefois aux aisnes. Les douleurs étoient lancinantes, brûlantes, et duroient quinze jours.

Depuis l'âge de trente ans , les douleurs affectoient de préférence les membres supérieurs, et parcouroient l'articulation sternale de la clavicule, les épaules , les coudes et les poignets. Elles sont devenues plus longues, se sont rapprochées, duroient près d'un mois , et se terminoient par des sueurs abondantes, avec des urines sédimenteuses.

Les articulations des pieds et des genoux sont alors restées empâtées, et les mouvemens trèsgênés.

A l'âge de trente-sept à trente-huit ans , l'articulation du pied droit est devenue absolument immobile ; à quarante-deux ans , le coude cessa de pouvoir s'étendre complètement ; à quarantecinq ans , le genou droit devint immobile , et dèslors il fut impossible au malade de marcher. Le genou gauche éprouva le même sort en 1807 , et les mouvemens du pied gauche sont devenus·de plus en plus difficiles.

Au milieu de cela, les accès se rapprochoient , devenoient moins douloureux et moins longs , et ne laissoient que six semaines ou deux mois d'intervalle.

Depuis 1807, il n'y a plus eu d'accès prononcé;

mais les changemens de temps occasionnoient des douleurs supportables dans diverses articulations. C'est pour cela que nous avons cru pouvoir ranger cette observation dans la section des gouttes chroniques douloureuses sans accès de goutte aiguë.

Etat dans lequel l'application a été faite.

Les deux genoux et les deux pieds étoient très-gonflés ; les genoux immobiles et comme ankylosés sur un angle un peu obtus ; les environs des rotules engagés dans un empâtement qui empêchoit d'en atteindre les bords par le toucher, et de leur faire exécuter le moindre mouvement apparent ; les environs des malléoles engorgés et durs ; les orteils n'étoient point sensiblement affectés ; le pied droit étoit immobile et comme ankylosé ; un reste de mobilité subsistoit encore dans le pied gauche.

Le pouce et l'index de la main gauche étoient presque entièrement libres ; une nodosité mobile se voyoit sur le tendon extenseur de l'index, près de l'articulation de ce doigt avec le métacarpe, une autre sous la peau, vers le bord radial du même doigt, près de la première, et une troisième près de la seconde phalange ; l'articulation des deux premières phalanges du médius étoit ankylosée ; le troisième doigt étoit très-gêné ; le petit étoit encore libre ; le poignet pouvoit à peine se fléchir.

La main droite ne se fermoit qu'à moitié, un nodus occupoit le tendon du médius, et un autre étoit au bord radial de l'index, un troisième sur le tendon fléchisseur du pouce.

Une nodosité étoit près du coude droit dans le tissu cellulaire sous-cutané ; il y en avoit plusieurs pareilles le long du bord cubital du bras ; le coude, de ce côté, n'étoit pas gêné ; mais le coude gauche ne pouvoit s'étendre que très-imparfaitement.

L'application du remède de M. Pradier *a été faite le 8 juin.*

Du 8 au 30 juin, il y a eu des picotemens à la plante des pieds ; l'exsudation ordinaire a été moins abondante que dans le traitement des gouttes aiguës, et il ne s'est point fait de changement dans l'état du malade.

Au 30 juin et pendant le mois de juillet, il s'est développé des douleurs arthritiques aux genoux, aux coudes, aux poignets, aux aisnes, aux pouces, aux gros orteils avec rougeur, aux malléoles ; et les douleurs des orteils ont duré plus long-temps qu'elles n'avoient jamais fait précédemment. Des alternatives de gonflemens, de rougeurs et de *détumescences*, ont accompagné ces divers changemens, semblables d'ailleurs à ceux qui avoient souvent lieu avant le traitement, mais un peu moins douloureux. Ces variations se sont encore fait sentir dans le cours du mois d'août ; et les douleurs se sont aussi portées au cou, et ont gêné les mouvemens de la tête. Au 26 août, tout a cessé ; mais, à très-peu de choses près, l'état définitif du malade étoit le même qu'avant le traitement, et les articulations immobiles ont continué de l'être.

Les applications faites jusqu'au 5 août, avec quelques interruptions, ont été au nombre de quarante-neuf.

Etat ultérieur.

Depuis que le malade est retourné chez lui, il a éprouvé, par de nouvelles douleurs, les effets ordinaires qu'occasionnoient chez lui les changemens de temps, et son état fixe ne s'est point amélioré.

SOIXANTE-DEUXIÈME OBSERVATION.

Femme âgée de quarante ans, d'un tempérament bilieux - sanguin, d'un caractère extrêmement vif, née de parens non goutteux, bien réglée.

Etat antérieur.

Mariée à l'âge de trente ans, à un mari âgé, mais non goutteux, elle fut prise à trente-deux ans, sans cause connue, d'engorgemens aux articulations des doigts ; ils étoient rouges et douloureux.

Quelques mois après, il survint une douleur

avec gonflement et rougeur vers l'articulation du pied gauche ; des sangsues appliquées sur le lieu, augmentèrent le gonflement ; la malade fut six mois sans pouvoir mettre de souliers ; l'articulation resta engorgée, et ses mouvemens douloureux ; l'engorgement s'étendit ensuite à d'autres articulations, qui de même que la première, ne revinrent plus à leur état entièrement naturel ; c'est ce qui arriva aux genoux, aux coudes, aux poignets, et enfin aux articulations des côtes, avec la partie supérieure du sternum.

Depuis ce temps, des douleurs articulaires vagues se sont renouvelées par intervalles, sur-tout dans les changemens de temps ; elles ont quelquefois attaqué la tête ; leurs retours étoient irréguliers ; mais il ne se passoit plus un mois sans que cette malade en éprouvât, et dans ces douleurs le gonflement du pied gauche augmentoit constamment.

Etat dans lequel l'application a été faite.

Le 3 avril 1808, les articulations engorgées étoient celles de la partie supérieure du sternum ; les poignets, l'extrémité inférieure du cubitus du côté droit ; la partie externe de la face dorsale du carpe de ce côté ; les articulations des os du métacarpe avec les phalanges, et des phalanges entre elles ; et le même état à-peu-près s'observoit aussi du côté gauche ; les articulations des épaules et des coudes n'étoient pas engorgées, mais leurs mouvemens étoient douloureux comme ceux des autres : la main droite ne se fermoit qu'à moitié, et la pression exercée sur les articulations engorgées, n'étoit pas sans douleur.

Aux extrémités inférieures, les genoux étoient empâtés et douloureux ; le tarse gauche vers le bord interne du pied, et la malléole externe, étoient engorgés ; la malléole du côté droit l'étoit aussi un peu ; l'extension de la jambe sur le genou se faisoit avec craquement ; les mouvemens d'extension des pieds étoient gênés, et la progression, sans être trop difficile, étoit douloureuse.

L'application du remède de M. Pradier *a été faite le 4 avril, à midi.*

Du 4 au 13. A la seconde application et dans les suivantes, la douleur plantaire, effet ordinaire de ce genre de remède, s'est fait sentir avec une grande force, et la malade éprouvoit le sentiment de cendres brûlantes et d'orties appliquées à la plante du pied. On a été obligé de modérer cette douleur les jours suivans, par l'interposition d'un linge ; l'exsudation blanchâtre s'est également faite à la surface des jambes.

Les douleurs se sont éveillées dans divers points dans lesquels la malade avoit coutume de les ressentir, mais moindres que la malade ne s'y seroit attendue avant le traitement.

Les empâtemens des régions articulaires ont en général diminué ; le teint de la malade a été meilleur, et du reste sa santé a été bonne.

Les urines ont été alternatiment limpides et sédimenteuses.

Le traitement a été suspendu du 13 au 17, et la malade a marché, mais avec le sentiment d'une extrême foiblesse.

Du 17 au 30. Les variations de douleurs ont été les mêmes, et les douleurs toujours moins aiguës ; mais les progrès n'ont été que très-peu sensibles, et les avantages incertains.

Du 1er. mai au 8. On a fait l'application du remède aux mains ; les douleurs palmaires, où de la paume des mains, excitées par ce changement, consistant en un picotement très-douloureux, ont été très-vives, au point d'arracher des larmes à la malade.

Les articulations des doigts sont devenues très-douloureuses, et ont ensuite cessé de l'être.

Le peu de succès de ce traitement l'a fait enfin abandonner après ving-six ou vingt-sept applications environ.

Pour l'effet total, l'amélioration dans les mouvemens et dans la marche étoit à peine sensible ; l'empâtement des articulations, et spécialement des malléoles, étoit moins considérable ; les douleurs ordinaires étoient moins vives pendant le traitement ; mais depuis elles sont revenues avec la même violence, et l'état des articulations est devenu le même qu'auparavant.

SOIXANTE-TROISIÈME OBSERVATION.

Femme âgée d'environ soixante ans, d'un tempérament lymphatique-sanguin, née de parens non goutteux, mère de douze enfans, bien portante jusqu'à cinquante - six ans, les règles ayant cessé à quarante-huit ans sans accident.

Etat antérieur.

A cinquante - six ans, sans cause connue, elle éprouva une douleur lancinante dans l'articulation du pied gauche, qui se gonfla bientôt après.

La douleur se calmant par intervalles, n'a jamais entièrement cessé.

Peu après, même accident au poignet gauche ; alors se gonflent les articulations du poignet, celles des os du métacarpe avec les doigts, et des phalanges entre elles.

Dans l'espace d'un an, ces parties deviennent plus douloureuses, et la marche très-difficile.

Des bains, des sangsues aux environs des articulations affectées soulagent, et la malade peut marcher, avec un peu de gonflement et de gêne dans le pied.

Au bout de quelques mois, même accident survient au genou gauche ; un cautère fut inutile ;

la même douleur et le même gonflement se for-
mèrent à l'articulation du pied et du genou droit,
et au poignet du même côté, ainsi qu'aux articulations des doigts de la même main.

La malade ne put désormais marcher qu'avec
des béquilles, et en général, toutes les articulations une fois prises, ne se sont plus débarrassées ; les douleurs s'y sont maintenues, prenant
des accroissemens, et ne prenant jamais le caractère d'accès.

Au 8 octobre 1807, la malade, après avoir passé
quelques mois à la campagne, étoit affectée au
point de ne pouvoir plus, même à l'aide de ses béquilles, marcher seule et sans être soutenue par
deux personnes, pour aller seulement de son lit à
son fauteuil, et de son fauteuil à son lit.

Les douleurs étoient aiguës, n'avoient plus
d'intermittence ; les cuisses, les jambes et les pieds
enfloient de plus en plus ; cette enflure étoit résistante et non point seulement œdémateuse ; le
siège des plus fortes douleurs étoit dans l'articulation des cuisses, sur le bassin, à la partie interne et supérieure des cuisses, au genou gauche
et au pied gauche. Les douleurs des membres
supérieurs étoient plus supportables.

Après avoir souffert cruellement dans l'hiver de
1807 à 1808, la malade eut recours à M. *Pradier*.

Etat dans lequel l'application a été faite.

Les douleurs s'exaspéroient au moindre mouvement ; la malade tenoit les genoux rapprochés l'un de l'autre, et les pieds un peu en dedans ; il étoit impossible ni d'écarter les genoux, ni de porter les pieds en dehors sans exciter dans les articulations des fémurs avec le bassin, de vives douleurs qui faisoient jeter des cris à la malade ; les adducteurs de la cuisse étoient dans un état de contraction violente et permanente ; la malade ne pouvoit se déterminer à rester au lit, et pour en sortir et se mettre dans son fauteuil, elle éprouvoit de vives douleurs, et n'y parvenoit qu'en étant soutenue. L'extrémité gauche étoit toujours plus affectée que la droite, la rotule y étoit presque immobile ; les épaules et les coudes étoient dans leur état naturel ; les articulations des poignets étoient engorgées ; l'engorgement de l'extrémité carpienne du cubitus gauche étoit très - douloureux ; il y avoit des nodosités sur l'articulation du métacarpe avec l'index et le médius ; les doigts se fléchissoient assez bien ; la pronation de l'avant-bras se faisoit sans difficulté, mais la supination étoit impraticable ; les douleurs qu'elle causoit répondoient à l'épaule, au coude et au poignet. Du côté droit, le poignet étoit également engorgé, et cet engorgement s'étendoit à l'extrémité carpienne du cubitus ; l'articulation du second os du métacarpe avec l'index, étoit engorgée ; le médius et le petit doigt étoient dans un état comme d'extension forcée par l'ankylose des articulations de leurs premières avec leurs secondes phalanges.

Du reste, la malade avoit bon appétit ; elle alloit rarement à la garde-robe ; ses urines étoient claires.

La première application du remède de M. Pradier *a été faite le 4 avril.*

Du 4 au 18, il y a eu diverses variations d'augmentation et de diminution dans les douleurs, dans les gonflemens et dans les enflures ; il s'est porté sur la jambe droite un grand nombre de boutons rouges, et quelques jours après il en est sorti de semblables sur la jambe gauche, dont plusieurs présentoient au centre un point de suppuration.

Les douleurs de la plante des pieds ont été dans le commencement considérables.

Il y a eu pendant plusieurs nuits de l'insomnie.

Le 18, on a suspendu le traitement jusqu'au 22. Dans cet intervalle, la malade se plaignoit d'éprouver dans les extrémités inférieures des douleurs plus fortes qu'avant le traitement.

Du 22 au 28, le traitement a été repris sans aucun avantage. Au bout de vingt-une applications, on l'a abandonné, dans la certitude à-peu-près évidente de n'en retirer aucun soulagement durable.

La malade n'a consenti qu'un seul jour à garder le lit, et ce jour elle a moins souffert.

Résumé des Observations comprises dans la huitième Section.

Dans les cinq observations (1) réunies dans cette section, la goutte a pris, *dès son origine*, un caractère de fixité remarquable, sur-tout dans les observations présentées sous les n⁰ˢ. 59, 60, 62, 63. Dans l'observation du n°. 61, le caractère de l'affection a d'abord été vague, et pour lors le malade étoit jeune ; elle n'a commencé à se fixer qu'à l'âge de trente ans, dix-sept ans avant le traitement. Dans ce malade aussi le concours des accès aigus périodiques, combinés avec la goutte fixe, s'est maintenu long-temps, et n'é-toit qu'à peine effacé à l'époque du traitement. Les accès de douleurs qui caractérisoient la ma-

---

(1) C'est par une méprise que, dans le rapport, ce nombre a été porté à six. Il en résulte que le nombre des succès incomplets ou équivoques, porté à onze dans le rapport, doit être réduit à dix ; et le nombre total des observations, porté à soixante-quatre, et à soixante-huit en y comprenant les épreuves faites sur des personnes non attaquées de goutte, doit être également réduit à soixante-trois et à soixante-sept.

ladie décrite sous le n°. 62, étoient trop fréquens et trop irréguliers pour être attribués à une goutte périodique de nature aiguë; ils étoient le plus communément en rapport avec les changemens de temps, et fixés sur les articulations déjà engorgées.

L'observation 63 présente l'exemple d'une affection peu ordinaire par sa nature, par ses progrès, par les parties affectées, et la manière dont elles l'ont été; non-seulement les articulations par lesquelles l'affection a commencé, mais les nerfs et les muscles sembloient y participer, et l'enflure résistante des cuisses, des jambes et des pieds, annonçoit des altérations profondes caractéristiques des cachexies lymphatiques.

Dans ces sortes de gouttes, les *gouttes fixes chroniques*, il y a à considérer la gêne plus ou moins constante des articulations, les empâtemens, les œdèmes, les nodosités, les douleurs habituelles des articulations engorgées, leurs exacerbations correspondant le plus souvent aux changemens de temps, mais aussi quelquefois survenant d'une manière inattendue.

Aucun des malades dont les observations sont comprises dans cette section, n'a pu être complètement guéri. Deux (59, 60) ont été notablement soulagés; trois (61, 62, 63) n'ont éprouvé que des variations, dont le résultat définitif n'a donné aucun changement avantageux.

Dans ces malades, comme dans beaucoup d'autres compris dans les autres sections, et notamment dans la sixième et la septième, on a presque toujours vu les œdèmes et les empâtemens se dissiper à la suite des premières applications, quelquefois pour reparoître ensuite, sur - tout quand le soulagement opéré dans les commencemens ne devoit pas être durable.

Des nodosités ont été diminuées notablement dans les deux premières observations de cette section (59, 60); de semblables effets ont eu lieu, et même plus complètement, dans plusieurs des observations comprises dans la sixième section, et dans l'observation n°. 13 de la première.

Les douleurs habituelles et leurs exacerbations ont été sensiblement enlevées dans les deux premières observations (n°s. 59 et 60). Le même effet a eu lieu dans les premières observations de la section sixième ; mais dans les trois dernières observations de cette huitième section, les douleurs habituelles n'ont point été enlevées ; leurs exacerbations, provoquées par les changemens de temps, ont toujours eu lieu ; et si elles ont paru peut-être plus foibles dans l'observation 62, elles sont revenues après le traitement avec plus de force.

Dans les observations dont l'issue a été la plus défavorable, les caractères de l'activité du remède n'en ont pas moins été très-prononcés dans cette section et dans la sixième, c'est-à-dire, la douleur plantaire ou palmaire, selon la partie à laquelle le remède a été appliqué, et l'exsudation cutanée.

Dans les observations des trois dernières sections, dont le caractère est celui des gouttes fixes, douloureuses ou indolentes, compliquées ou non de goutte aiguë, la durée qu'on a donnée au traitement a toujours été très-longue, en comparaison des traitemens faits dans les gouttes aiguës.

———

Une neuvième section seroit celle des maladies *consécutives de la goutte ;* elles se rapportent aux maladies organiques et aux cachexies. Les premières sont incurables; les secondes sont rarement exemptes de vices organiques, sur lesquels on a quelquefois peu d'indices certains. A cette seconde espèce pourroient se rapporter les observations 17 et 58. On pourroit rapporter à la première l'observation 50; et l'on pourroit ajouter que plusieurs des gouttes fixes doivent être considérées elles-mêmes comme des maladies consécutives de gouttes aiguës ; car pour les gouttes *fixes primitives,* elles seroient ici seulement caractérisées dans les observations 58, 59, 60, 62, 63.

———

Après avoir présenté à la fin de chacune des sections établies dans cette analyse un résumé des

considérations principales auxquelles elles nous
ont paru donner lieu, ce seroit ici la place d'un
résumé général. Ce résumé se trouve dans le rapport même, à l'article dans lequel, en faisant
le tableau des huit divisions auxquelles nous
avons rapporté les maladies goutteuses, nous
avons aussi comparé entre eux les résultats généraux des faits compris dans chacune, et les proportions communes des succès qui paroissent évi-
dens, de ceux qui sont incomplets ou équivoques,
et des traitemens qui n'ont été absolument suivis
d'aucun succès.

———

Il nous reste à parler des observations faites sur
des personnes qu'on ne pouvoit soupçonner d'être
atteintes d'aucune espèce de goutte ; ces observations ont été faites à l'hospice du Sud, ou de
Cochin, dans le dessein de reconnoître la manière
d'agir du remède considéré en général, et ses effets immédiats sur les organes auxquels il est spécialement appliqué.

Épreuves faites sur des Personnes non goutteuses.

PREMIÈRE ÉPREUVE.

I. *Jeune homme âgé de dix-sept ans, peu irritable, ayant peu d'embonpoint, né de parens non goutteux, n'ayant éprouvé lui-même aucune affection articulaire.*

Il avoit la fièvre quarte depuis quatre mois ; elle avoit été traitée sans succès par les fébrifuges indigènes et par le quinquina.

Le 15 janvier 1809, on lui fit aux deux jambes l'application du remède de M. *Pradier.*

Dans la première application, l'effet fut une légère démangeaison aux deux jambes, un picotement aux deux pieds, sans douleur, et à la levée du cataplasme, une exsudation blanchâtre, légère, à la surface des deux jambes.

A la seconde application, douleur et gonflement aux orteils et au bord interne des deux pieds, sur-tout à la base des deux gros orteils.

Exsudation augmentée.

A la troisième application, douleur très-vive au gros orteil, au bord interne et à la plante des pieds. Peu de sommeil.

A la quatrième application, douleur excessive au pied droit, insomnie ; douleur vive au talon.

On suspend les applications.

Au bout de deux heures de la levée du cataplasme, les douleurs se dissipent.

Il reste de la sensibilité aux deux pieds.

DEUXIÈME ÉPREUVE.

Même individu.

Quatre jours après, le 22 janvier, le cataplasme de M. *Pradier* est appliqué sur la jambe gauche, qui avoit moins souffert que la droite.

Un cataplasme de graine de lin simple est appliqué sur la jambe droite.

Le malade ignoroit la différence des applications faites aux deux jambes.

Première application. Nulle douleur, aucun gonflement.

Exsudation peu abondante, et à-peu-près égale aux deux jambes.

Seconde application. Douleur au pied gauche seulement, gonflement et rougeur au bord interne de ce pied, et sur-tout à la base du gros orteil.

Rien au pied droit.

Troisième application. Douleurs vives au pied gauche et à la plante sur-tout, et au bord interne. La rougeur de l'orteil est dissipée.

Rien du tout au pied droit.

Changement des Cataplasmes.

Le cataplasme de M. *Pradier* est mis à la jambe droite.

Le cataplasme de graine de lin simple, à la jambe gauche.

Quatrième application. Continuation des douleurs au pied gauche.

Au bout de deux heures, les douleurs se développent aussi au pied droit, mais moins fortes.

Cinquième application. Égales douleurs au pied droit et au pied gauche.

N. B. La fièvre quarte qui tourmentoit le malade, a diminué de violence à la seconde application, et n'a plus reparu depuis. Nous n'avons pas de raisons d'attacher de l'importance à ce fait, ni de le croire lié aux applications faites à ce jeune homme ; mais nous n'avons pas cru devoir le passer sous silence.

TROISIÈME ÉPREUVE.

II. *Fille âgée de dix-neuf ans, d'un tempérament sanguin, ayant beaucoup d'embonpoint, très-irritable, retenue par une blennorrhée qui duroit depuis six mois, née de parens non goutteux, n'ayant jamais eu de maladie articulaire.*

Le 18 janvier 1809, on lui fit à la jambe droite l'application du cataplasme de M. *Pradier.*

A la jambe gauche, on appliqua un cataplasme de graine de lin ordinaire.

Première application. Deux heures après,

douleur aiguë au gros orteil, à la plante et au bord interne du pied droit.

Nulle douleur au pied gauche.

A la levée du cataplasme, rougeur et gonflement à la base du gros orteil droit.

Rien au pied gauche.

Exsudation abondante aux deux jambes.

Seconde application. La douleur s'établit au pied gauche, se calme au pied droit.

Insomnie.

A la levée du cataplasme, gonflement et rougeur au bord interne des deux pieds ; la face plantaire est douloureuse des deux parts au toucher. L'exsudation est égale aux deux jambes.

QUATRIÈME ÉPREUVE.

Même individu.

Le 23 janvier, on applique sur les deux jambes un cataplasme de graine de lin ordinaire.

Première application. Nulle douleur.

A la levée du cataplasme, l'exsudation des jambes étoit aussi abondante que dans les autres épreuves. Il n'y avoit au pied ni gonflement ni rougeur.

Seconde application. Une très-légère douleur a été ressentie aux deux pieds. Ni gonflement, ni rougeur à la levée du cataplasme.

Troisième application. Douleurs assez fortes

aux deux pieds , sur-tout à leur face plantaire et à leur bord interne.

A la levée du cataplasme , un peu de rougeur à la base des gros orteils.

CINQUIÈME ÉPREUVE.

III. *Jeune fille âgée de vingt-un ans , d'une bonne constitution , ayant de l'embonpoint , née de parens non goutteux , n'ayant jamais eu de maladies articulaires , jouissant d'une bonne santé.*

Le 15 janvier 1809 , on lui a appliqué les cata‑plasmes de M. *Pradier* aux deux jambes.

Première application. Aucune douleur.

A la levée du cataplasme , exsudation aux deux jambes, sans gonflement, sans rougeur ni douleur.

Seconde application. Un peu de douleur au pied gauche et à l'articulation du pied avec la jambe.

A la levée du cataplasme , exsudation moins considérable qu'à la première application. La ma‑tière , séparée dans la première application , étoit abondante , parce que l'on n'avoit pas préalable‑ment lavé les jambes , qui, de long-temps, ne l'avoient été.

Troisième application. Douleur considérable aux deux pieds , sur-tout à la plante et au bord interne.

A la levée du cataplasme, gonflement au bord interne des deux pieds.

Quatrième application. Douleurs intolérables.

A la levée du cataplasme, rougeur au gros orteil.

SIXIÈME ÉPREUVE.

Même individu.

Le 21, le 22 et le 23 janvier, on fit successivement trois applications de cataplasmes de graine de lin seule, et aux deux jambes.

Nulle douleur pendant les deux premières applications.

Lors de la levée des cataplasmes, il y eut une exsudation à-peu-près semblable à celle qui avoit suivi, dans l'épreuve précédente, la seconde application du cataplasme de M. *Pradier*.

Le troisième jour, foible douleur aux deux pieds; et, à la levée de l'appareil, nulle tuméfaction, nulle rougeur.

SEPTIÈME ÉPREUVE.

IV. *Jeune homme âgé de vingt-huit ans, d'un tempérament lymphatique, sanguin, de cheveux blonds, né de parens non goutteux, et n'ayant eu aucune maladie articulaire.*

Le 21 janvier 1809, on lui fit l'application d'un cataplasme de M. *Pradier* sur la jambe droite , et d'un cataplasme ordinaire sur la jambe gauche.

A la première application , nulle douleur d'aucun côté ;

A la seconde , cuisson assez vive aux orteils , à la plante du pied droit.

Nulle douleur au pied gauche.

A la levée du cataplasme , ni gonflement , ni rougeur.

Résumé des Épreuves faites sur des Personnes non goutteuses.

Les sept épreuves dont nous venons de rendre compte , ont été faites sur quatre sujets dont deux étoient attaqués de maladies peu considérables et très-étrangères à la goutte, et deux étoient dans un état complet de santé et de force.

Ces épreuves nous présentent , relativement aux deux phénomènes principaux qu'on remarque à la suite des applications du remède de M. *Pradier* (la douleur plantaire et l'exsudation cutanée), des conséquences dignes d'être notées.

1°. *La douleur plantaire* a eu lieu dans tous , sous le cataplasme de M. *Pradier ;* elle a affecté la plante du pied en général, le bord interne du pied, et le talon spécialement; elle s'est souvent étendue à la base du gros orteil, et quelquefois elle a été accompagnée de gonflement et de rougeur.

13 *

(2ᵉ. *épreuve*, 2ᵉ. *application*; 3ᵉ. *épreuve*, 1ʳᵉ. *application*; 4ᵉ. *épreuve*, 3ᵉ. *application*; 5ᵉ. *épreuve*, 4ᵉ. *application*).

2º. L'effet du cataplasme de M. *Pradier* étant comparé à celui du cataplasme de graine de lin simple, l'un appliqué à une jambe, l'autre à l'autre, on a observé les résultats suivans.

Le cataplasme simple n'a causé aucune douleur, tandis que celui de M. *Pradier* en excitoit en même temps une fort sensible. (2ᵉ. *épreuve*, 1ʳᵉ., 2ᵉ., 3ᵉ. *applications*; 3ᵉ. *épreuve*, 1ʳᵉ. *application*; 6ᵉ. *épreuve*, 1ʳᵉ. et 2ᵉ. *applications*; 7ᵉ. *épreuve*, 2ᵉ. *application*).

Le cataplasme simple n'a été suivi que d'une douleur tardive. (2ᵉ. *épreuve*, 4ᵉ. et 5ᵉ. *applications*; 3ᵉ. *épreuve*, 2ᵉ. *appliation*).

Les douleurs, après avoir été excitées d'abord à une des jambes par le cataplasme de M. *Pradier*, ont été entretenues ensuite, ou renouvelées par le cataplasme simple appliqué à la même jambe. (2ᵉ. *épreuve*, 4ᵉ. *application*; 4ᵉ. *épreuve*, 2ᵉ. et 3ᵉ. *applications*).

Enfin, elles se sont développées à un pied, sous le cataplasme simple, après avoir été d'abord excitées à l'autre, sous le cataplasme de M. *Pradier*. (3ᵉ. *épreuve*, 2ᵉ. *application*).

3º. Les cataplasmes simples ayant été appliqués aux deux jambes, dans une des épreuves

ils n'ont excité aucune douleur, quoique les applications du remède de M. *Pradier* eussent été
antérieurément faites aux mêmes membres. (6ᵉ.
épreuve, 1ʳᵉ. *et* 2ᵉ. *applications*).

Dans une autre épreuve, ils ont excité douleur
et ensuite rougeur aux deux pieds ; après que ces
mêmes effets avoient été produits, d'abord à l'un
des pieds avec le cataplasme de M. *Pradier*,
puis à l'autre, couvert du cataplasme simple.
(4ᵉ. *épreuve*, 2ᵉ. *et* 3ᵉ. *applications*).

Il en résulte que le cataplasme de M. *Pra-*
dier concourt évidemment à exciter spécialement la douleur plantaire, qui se développe dans
le traitement qu'il emploie ;

Qu'un cataplasme de graine de lin simple ne
l'excite point au même degré, c'est-à-dire, ou ne
l'excite point du tout, ou ne l'excite que d'une
manière plus tardive, et en général plus légère,
ou ne contribue à l'exciter que quand les parties
y ont été antérieurement disposées par des applications plus efficaces ;

Que, par conséquent, le cataplasme de graine
de lin concourt à la production de la douleur
plantaire, qui est un des effets qui paroissent in-
fluer le plus sur le succès du traitement ; mais
que son efficacité, sous ce rapport, n'est entière
qu'au moyen de la teinture dont M. *Pradier*
l'arrose, ou de tout autre moyen équivalent.

Quant à l'*exsudation* que fournit la surface des jambes enveloppées du cataplasme, et qui est un effet peut-être également utile de ces applications, nous comprenons dans cette expression l'humeur blanchâtre qu'on ramasse à la surface des jambes, qui est de peu d'importance, et doit être un peu de carbonate calcaire mêlé aux débris de l'épiderme; mais plus spécialement l'humidité abondante qui transsude et traverse les cataplasmes dans des proportions ordinairement bien plus fortes que ne pourroit le faire l'eau qui y reste unie après leur préparation. Il résulte des épreuves faites, que cette exsudation a lieu à-peu-près également sous le cataplasme de graine de lin simple, et sous le cataplasme de M. *Pradier*; qu'elle a lieu sur les personnes non goutteuses, comme on a vu qu'elle se faisoit sur les personnes attaquées de goutte.

Indépendamment des résultats ainsi obtenus, nous aurions voulu évaluer la quantité et déterminer la nature de l'exsudation qui paroît ainsi fournie par la surface des jambes recouvertes des cataplasmes de M. *Pradier*.

Pour ce qui est de sa quantité, ayant pesé comparativement les quantités de graine de lin et d'eau employées dans les cataplasmes; ayant pesé ceux-ci, après y avoir versé la liqueur de M. *Pradier*; les ayant pesés avant et après les applications, il

falloit encore établir des conditions égales, soutenues et comparables de température, afin de par-
venir à évaluer comparativement l'évaporation,
la transsudation et les pertes : mais, pour cela
même, il auroit aussi fallu maintenir une parfaite égalité dans la situation des parties, et dans
les proportions de couvertures et d'enveloppes différentes. Outre cela, il auroit fallu tenir compte
des conditions dépendantes du volume des membres, de la perspirabilité relative de leur peau, de
leur chaleur propre, de l'action augmentée par la
douleur tantôt plus forte, tantôt moindre, suivant des circonstances que nous ne pouvions prévoir, et selon l'état variable de la santé des malades. Il nous étoit impossible d'obtenir à tous
ces égards une exactitude parfaite.

Aussi les résultats que nous avons obtenus ont-
ils été très-peu remarquables ; ils étoient d'ailleurs
trop étrangers, par leur importance, à l'objet essentiel que nous devions sur-tout déterminer, l'effet utile du traitement proposé ; nous ne pensons
donc pas en devoir rendre compte ici.

La nature de cette exsudation n'étoit pas non
plus aisée à déterminer par l'analyse ; elle est difficile à recueillir en certaine quantité, et à isoler du
cataplasme ; et quand on en a ramassé en apparence
une assez grande proportion, la dessiccation la
réduit à des quantités extrêmement petites.

M. *Nysten*, en mettant tout le soin et l'exactitude possibles pour comparer cette substance à celle que peut fournir le cataplasme même, a trouvé que la matière incinérée de l'exsudation, et la matière exprimée du cataplasme également incinérée, l'une et l'autre traitées par l'acide muriatique et précipitées, soit par l'ammoniaque, soit par le carbonate de potasse, différoient considérablement par la proportion de phosphate et de carbonate de chaux que l'analyse y démontroit." Le phosphate de chaux formoit presque tout le précipité de la première, et le carbonate de chaux celui de la seconde. Dans la première, la quantité du carbonate de chaux étoit un cinquième seulement de la quantité du phosphate. La même différence s'est montrée entre les liqueurs dans lesquelles on a délayé un cataplasme préparé qui n'avoit pas servi, et un cataplasme qui venoit d'être levé de dessus la jambe d'un malade ; ces quantités sont également trop peu considérables pour donner un résultat applicable à l'effet du remède.

Le phosphate de chaux, retiré de la lotion du cataplasme employé, étoit, à celui qu'on obtenoit de la lotion du cataplasme qui n'avoit pas servi, dans les proportions de o,865 à o,245.

Nous terminerons ici l'analyse de nos procès-verbaux d'observations et d'expériences. Nous lui

avons donné une assez grande étendue, croyant
que, dans une maladie telle que la goutte, on
ne sauroit trop exactement déterminer les circonstances propres à faire connoître, soit la nature de
l'affection, soit la situation du malade, à cause
des variétés multipliées que présente cette maladie, si différente d'elle-même dans les différens cas;
nous pensions aussi qu'ayant à prononcer sur un
remède encore couvert des voiles du mystère,
nous ne devions ni rien laisser d'incertain ou de
vague sur sa manière d'agir et l'utilité dont il
peut être, ni lui rien laisser attribuer qui ne lui
apparti nt évidemment; enfin, nous nous pro-
posions de mettre nos confrères en état de comparer exactement les observations qu'ils pourront
faire, avec les nôtres.

Mais nous le répétons encore ici, nous n'aurions pu donner à cette partie du compte que nous
rendons, ni l'étendue qui nous paroissoit dési-
rable, ni la mesure de précision à laquelle nous
croyons y être parvenus, si le zèle, les talens et
l'exactitude de M. *Nysten*, ne nous eussent se-
condés. C'est lui qui, sur chacun des faits qui se
sont passés sous nos yeux, ou dont nous avons pu
prendre une connoissance exacte, a bien voulu
recueillir avec patience et assiduité, des procès-
verbaux dont on peut apprécier l'étendue par les
détails que nous en avons extraits, et par les rap-

prochemens assez nombreux que nous avons faits
à la fin de chacune des sections de cette analyse.

On sera peut-être étonné que nous n'ayons pas
présenté plus souvent, dans nos observations, des
notes sur l'état des urines. Nous n'en avons tenu
compte que dans les observations 12 , 13 , 57 , 58
et 62. C'est parce qu'en général nous n'avons vu
de relation bien marquée de cette évacuation
qu'avec les accès naturels et l'époque de leur invasion ou de leur terminaison ; que cette relation , bien connue , des urines avec la goutte , ne
s'est présentée à nous que dans ces seules circonstances , au milieu de nos traitemens ; et qu'elle ne
nous a paru conserver aucun rapport remarquable
avec les effets sensibles produits d'ailleurs par le
remède que nous examinions.

SUPPLÉMENT

A l'Analyse des Notes et des Procès-Verbaux d'Observations, jointe au Rapport sur les effets du Remède proposé dans le Traitement de la Goutte.

Depuis la terminaison de notre rapport, il s'est présenté à nous de nouvelles observations : les unes ont été favorables, elles confirment ce que nous avons dit sur les circonstances dans lesquelles doit réussir la méthode de traitement à laquelle appartient le remède de M. *Pradier;* d'autres, au contraire, ont eu une issue défavorable. Mais celles-ci ont l'avantage plus grand de fixer, relativement à d'autres conditions des maladies gout-teuses, la mesure d'utilité de ce moyen. Nous ne parlerons pas des premières; elles n'ajouteroient rien à ce que nous avons déjà dit : elles ne feroient qu'augmenter la somme des faits analysés à la suite de notre rapport, et ne rendroient la preuve ni plus forte ni plus complète. Dans les autres, nous choisirons celles seulement qui peuvent donner naissance à de nouvelles idées et à une ins-truction plus complète.

Nous nous bornerons en ce moment à deux, qui

nous ont paru pouvoir donner lieu à des réflexions essentielles, que nous soumettrons aux médecins, mais qu'il eût été hors de propos d'insérer dans la réponse que le Gouvernement attendoit de nous.

PREMIÈRE OBSERVATION.

Femme âgée de soixante-quatre ans, d'un tempérament irritable, née de parens non goutteux; réglée à dix-sept ans, mais toujours irrégulièrement, mère de plusieurs enfans.

Etat antérieur.

A dix-huit ans, elle eut quelques attaques qui ressembloient à l'hystérisme. Elle fut mariée à vingt ans, et les attaques continuèrent; elles se renouveloient sur-tout à l'occasion des affections morales.

A trente-un ans, au troisième jour d'une couche, elle eut un chagrin vif auquel succéda la fièvre, avec un trouble général dans toutes les fonctions. Au bout de quelques jours, ayant très-chaud, elle sort brusquement du lit; bientôt après elle éprouve des douleurs dans les articulations avec gonflement sans rougeur.

Elle reste ainsi percluse pendant quatre à cinq mois.

En même temps, elle éprouve des douleurs à la région du foie et de l'estomac. Les digestions sont difficiles et les repas sont suivis de vomissemens. Le ventre devient gros.

L'affection articulaire se dissipe enfin ; mais le ventre reste embarrassé et très-douloureux par intervalles.

Pendant sept à huit ans elle éprouve tous les ans le retour de la maladie articulaire.

A trente-trois ans, ayant perdu son mari, elle maigrit, devint jaune, et ne voulut suivre aucun traitement. Cependant, au bout de quatre ans, on la traita avec des pilules savonneuses et purgatives, l'esprit de nitre dulcifié et des boissons mucilagineuses qui, pendant près d'un an, firent presque toute sa nourriture. Le traitement dura cinq ans.

Les douleurs d'entrailles persistèrent et augmentèrent sur-tout après l'usage des pilules ; mais les règles reparurent et se maintinrent assez régulièrement pendant six à sept ans.

Ce fut pendant ce temps que les douleurs articulaires cessèrent ; mais les douleurs à la tête, dans les muscles du cou et de la poitrine, sur-tout au côté gauche, remplaçoient les douleurs des membres. L'état général étoit beaucoup amélioré.

En 1793, au bout de quatre mois de détention, les règles se supprimèrent, ce qui produisit l'enflure du ventre et des jambes, un crachement de sang, une infiltration presque générale, avec des douleurs d'entrailles très-aiguës.

Le traitement avec les pilules savonneuses et

purgatives est repris; l'infiltration se dissipe, les règles ne reviennent plus, la malade ayant alors quarante-huit ans.

Depuis cette époque, la malade a continué de souffrir, tantôt de douleurs d'entrailles, tantôt de douleurs de tête et de poitrine. Ces douleurs étoient déchirantes et brûlantes, et ont conservé ce caractère; celles de la tête étoient quelquefois accompagnées d'étourdissemens. Lorsqu'elle souffroit de la tête ou de la poitrine, les entrailles étoient moins douloureuses. Les douleurs de tête cédoient quelquefois aux pédiluves chargés de moutarde; mais alors la malade éprouvoit des douleurs de vessie avec ténesme et ardeur d'uriner, qui se joignoient aux douleurs d'entrailles.

Au milieu de cet état, en 1805, il se forma quelques nodosités aux articulations des doigts.

En 1806, après une douleur aiguë, accompagnée d'un peu de rougeur au genou gauche, qui disparut au bout de quarante-huit heures, la malade fut prise d'une fièvre continue, de mauvais caractère, qui fut longue, et au bout de quatre mois, d'un catarrhe avec expectoration de mucosités acides.

Une partie de ces symptômes portèrent les médecins de la malade à caractériser cette maladie de goutte vague, et ils ne la détournèrent pas d'essayer ce qu'on pourroit obtenir du nouveau traitement, pour la fixer, s'il étoit possible, aux arti-culations.

Etat dans lequel a été faite l'application du remède de M. Pradier.

A la fin de janvier 1810, cette malade se rendit à Paris, souffrant alors plus de la tête que des entrailles, mais toujours dans les dispositions décrites ci-dessus.

On fit les premières applications aux jambes pendant six jours.

A la troisième, la malade ressentit des douleurs brûlantes aux talons et quelques légers élancemens aux orteils; mais en même temps les douleurs de tête augmentèrent, et celles des entrailles ne diminuèrent pas. Il y avoit de l'agitation et de l'insomnie.

De plus, il survint au côté gauche des parois thorachiques, et dans le bras gauche, une douleur que la malade avoit déjà souvent éprouvée.

Le traitement fut suspendu pendant six jours; les douleurs se calmèrent, excepté à la tête. Nous avons vu alors une rougeur très-sensible occuper les jointures des phalanges moyennes des doigts de la main gauche à leur face palmaire.

Le remède fut appliqué pendant quatre jours à ce bras, et n'apporta aucun soulagement aux douleurs de la tête. Il s'y joignit des étourdissemens dont la malade avoit été depuis long-temps exempte.

On suspendit de nouveau les applications.

On les reprit aux deux jambes et on les continua six jours de suite; mais la persistance et même l'augmentation des douleurs, l'agitation, l'insomnie, la fièvre même et l'inappétence, firent renoncer à continuer le traitement, qui avoit consisté en seize applications.

Peu après, la fièvre se dissipa, l'appétit revint, et la malade se retrouva dans le même état qu'avant le traitement. Cependant au bout de vingt-quatre jours elle éprouvoit encore le sentiment de foiblesse qui en est la conséquence très-ordinaire.

Réflexions sur l'observation précédente.

Rien ne caractérise proprement dans l'observation précédente une maladie goutteuse; cependant cette affection a commencé par être articulaire et par revenir tous les ans pendant sept à huit ans. Dans les histoires que nous avons recueillies et réunies à la suite du rapport, plusieurs affections devenues véritablement goutteuse sont commencé ainsi; mais dans celle-ci, le mal s'est évidemment étendu dès le commencement aux viscères abdominaux, et s'est compliqué d'autres désordres, au milieu desquels les douleurs chroniques affectant alternativement les entrailles, la

tête et la poitrine, se sont maintenues constamment.

C'est au bout de vingt-huit ans que des nodosités aux articulations des doigts, et une douleur
aiguë avec rougeur au genou, ont pu faire regarder l'affection comme appartenant aux gouttes
vagues.

Ce n'est pas une chose rare que des affections
douloureuses chroniques, qui ont long-temps et
habituellement tourmenté des malades en se portant sur divers organes, finissent par prendre
comme par extension et de manière à simuler une
crise partielle, le caractère vague et articulaire
auquel on reconnoît la goutte ; elles portent alors
sur les articulations des extrémités, de la rougeur,
de l'enflure et même des nodosités auxquelles
on attribue le soulagement momentané et incom-
plet des maux internes habituels. On adapte
dès-lors à ces maladies le traitement convenable
aux affections vraiment goutteuses, et l'on ne
réussit pas ; les succès passagers et insuffisans que
l'on obtient quelquefois ne font que donner au
médecin des encouragemens illusoires, et dont il
ne tarde pas à reconnoître le peu de solidité.

Ici le remède de M. *Pradier*, en déterminant
une excitation générale, a produit un effet peu favorable sur les douleurs du tronc et de la tête. Il
paroît les avoir momentanément exagérées au

lieu de les déplacer ; cependant son action ordinaire sur les talons et les orteils avoit été suffisamment marquée pour qu'on pût en attendre le déplacement de la goutte, si elle eût été la véritable cause des désordres intérieurs.

En associant ce genre d'affections à celles que nous avons partagées dans notre rapport en huit et même en neuf sections, il faudroit en faire une variété, sous le titre de *Douleurs chroniques, d'abord vagues, puis affectant plus ou moins habituellement divers organes et donnant consécutivement naissance à des douleurs articulaires d'apparence goutteuse.*

L'observation que nous venons de citer n'autorise pas à présumer avantageusement de l'emploi du remède de M. *Pradier* dans de pareils cas.

Nous devons la deuxième observation à M. *Giret Dupré,* médecin à Rouen ; il nous l'a envoyée il y a deux mois. Elle nous paroît digne d'une attention spéciale, à cause des conséquences funestes qu'a paru occasionner la confiance aveugle inspirée au malade par un succès passager ; elle doit intéresser aussi par la série de phénomènes auxquels s'est attachée l'issue malheureuse survenue au milieu de cette imprudente sécurité.

DEUXIÈME OBSERVATION.

Homme âgé de cinquante-neuf ans, d'un tempérament sanguin, replet, d'un caractère gai, né anglois.

Etat antérieur.

Depuis trente ans, M. *W*. étoit attaqué d'une goutte chronique avec accès réguliers de goutte aiguë.

Le paroxysme aigu se manifestoit toutes les six semaines ou tous les deux mois. Il duroit alors de huit à dix jours.

Quelquefois l'accès étoit retardé, et alors le malade éprouvoit un mal-aise, de la tristesse. Le retour de la goutte le délivroit de ces maux.

L'appétit, la gaîté, les signes de santé parfaite reparoissoient alors; il montoit à cheval : c'étoit là son seul exercice.

Les articulations des genoux, des pieds étoient dans un état voisin de l'ankylose.

Il y a trois ans, le malade éprouva vers l'estomac et les intestins de violentes douleurs, avec dévoiement et vomissement de matières verdâtres.

Les sinapismes appliqués aux pieds rappelèrent la goutte sur les articulations.

Les délayans et les toniques firent cesser les symptômes qui affectoient les entrailles.

Etat dans lequel l'application a été faite.

Deux ans après les mêmes accidens se renouvelèrent et durèrent trois mois. Le traitement fut
à-peu-près le même. Alors le malade voulut se
transporter à Paris et se soumettre au traitement
de M. *Pradier* (*il n'est pas dit dans quel état il
étoit à l'époque de son départ*). Il supprima
pour lors un cautère qu'il portoit avant ce voyage.

M. *Pradier* fit ses applications ; on les suspendit au bout de dix-huit, à cause de la foiblesse
qu'elles occasionnoient ; cette foiblesse passée, on
les reprit et on en porta le nombre jusqu'à vingt-
neuf ou trente.

Le malade fut alors regardé comme guéri (*il
n'est donné aucun détail sur les phénomènes
qui ont accompagné ce traitement*). Il revint
en effet à Rouen très-soulagé. Les articulations
étoient plus souples, les mouvemens plus faciles ;
mais le malade étoit maigri, affoibli.

Etat ultérieur.

La physionomie du malade ne reprit plus cette
hilarité qui lui étoit habituelle, qu'il recouvroit
jadis à l'issue de ses accès et qu'il conservoit dans
tout leur intervalle.

Il restoit cependant un peu d'engorgement aux
poignets.

Pendant la belle saison, le malade monta à

cheval ; son état s'améliora , mais sa foiblesse subsistoit.

Du mois d'août au mois de décembre, il y eut quelques attaques légères, mais après lesquelles la santé ne se rétablit pas entièrement ; et déjà la famille du malade s'inquiétoit de son état.

Au commencement de décembre, le malade fut pris d'un rhume auquel on fit peu d'attention. A la suite de ce rhume, il survint des douleurs articulaires aux genoux et bientôt des vomissemens, de la diarrhée, des douleurs d'estomac.

La langue étoit chargée, la bouche amère, et le malade, selon son usage dans ce cas, prit l'ipécacuanha, dont il fut soulagé, mais non totalement.

Il but abondamment de la bière dont il usoit habituellement.

Les genoux devinrent douloureux et se tuméfièrent un peu ; il se trouva mieux, cessa tout remède. Les vomissemens étoient moins fréquens, et les alimens se digéroient.

Le 15 décembre, les vomissemens revinrent tout-à-fait. Le malade refusa les secours des remèdes ordinaires ; et, se figurant avoir deviné la composition du remède employé par M. *Pradier,* il fit un mélange d'eau-de-vie et de jaune d'œuf, et l'employa sur un cataplasme de graine de lin.

A la levée du premier appareil, on observa une exsudation séreuse qui, au contact de l'air, se changea , dit M. *Giret Dupré*, en une matière de *forme crétacée*, que M. *W*. prit pour une preuve de la justesse de sa conjecture. Cette exsudation ne continua pas. L'état du malade ne prit aucune amélioration. Il vomissoit tout, et les matières vomies étoient grisâtres et extrêmement fétides. Le pouls foiblissoit, les traits s'affaissoient, la peau des parties latérales du cou se flétrissoit et prenoit une teinte jaunâtre.

Dans cet état le malade refusa les remèdes toniques dont il faisoit ordinairement usage. Il préféra le café dont il garda en effet quelques cuillerées.

Les sinapismes et les vésicatoires furent alors tardivement et inutilement employés. Cependant le poignet gauche devint un peu douloureux et se tuméfia légèrement.

Le 25 décembre le pouls étoit à peine sensible, les extrémités froides , et cependant la respiration libre , la connoissance entière , les facultés intellectuelles sans altération.

Les urines étoient rares, difficiles, noirâtres.

Le 26 il expira après une foiblesse.

On n'a pas fait l'ouverture du corps.

Cette fin eut lieu six mois et quelques jours après la terminaison du traitement de M. *Pradier*, depuis lequel les forces ne s'étoient jamais complètement rétablies.

Réflexions sur l'observation précédente.

Quoiqu'il manque au récit de cette observation des circonstances importantes , elle n'offre pas moins des résultats dont les conséquences sont utiles à noter.

1°. On y voit que le traitement heureux d'un accès aigu de goutte ne suffit pas pour donner toujours l'espoir d'en voir éloigner ou affoiblir les retours. Il suffit d'autant moins que le rétablissement aura été moins complet ; ce qui arrive souvent , sur-tout dans les gouttes sujettes à se porter sur les organes internes. Alors il est évident qu'on doit se tenir sur ses gardes et songer à des moyens dont l'action plus soutenue et plus profonde puisse avoir un effet moins passager et rassurer sur les suites. Or il est clair qu'ici le remède de M. *Pradier*, quoique suivi d'un succès heureux, n'a cependant pas procuré la terminaison entière de l'accès aigu , et qu'il ne l'avoit pas complètement appelé et épuisé sur les articulations.

2°. Quoique la foiblesse résultante du traitement de M. *Pradier* nous ait ordinairement paru un phénomène passager , il faut aussi convenir que, quelquefois, elle se prolonge davantage , et qu'alors , si sur-tout elle n'est pas locale et bornée aux jambes, mais qu'elle devienne générale, elle doit produire une disposition qui facilite les récidives et les rende plus graves. Alors nous ne doutons pas qu'elle ne puisse favoriser les accidens intérieurs que la goutte déplacée produit si souvent et d'une manière si funeste. Le fait que nous avons cité à la suite des observations de la seconde section, en en terminant le résumé, et dont nous n'avons pu donner les détails, nous paroît appartenir à ce cas. Récemment nous avons vu un exemple à-peu-près semblable dans un homme traité par M. *Pradier* pour une goutte articulaire, sous les yeux d'un de nos confrères. Au milieu du traitement, ce malade s'étant exposé au froid, la goutte se porta sur sa poitrine, et il en a été imparfaitement et difficilement débarrassé par les moyens ordinaires. Toutes les évacuations produisent cet effet dans les affections goutteuses, quand la foiblesse qui les suit n'est pas promptement dissipée, ce qui oblige à une grande circonspection dans leur usage. Dans l'observation de M. *Giret Dupré*, la terminaison incomplète de l'accès s'est réunie à la foiblesse consécutive du traitement, et elles ont pu concourir à amener l'issue funeste de cette maladie ; mais ne doit-on pas aussi en accuser la suppression du cautère à laquelle le malade s'étoit déterminé imprudemment, par la sécurité que lui inspiroit sa confiance dans l'efficacité du moyen de M. *Pradier*.

3°. Il est cependant ici une circonstance toute

particulière et qu'il faut bien apprécier, c'est l'ha-
bitude que depuis trois ans la goutte avoit prise de
tourmenter l'estomac de préférence à tout autre
organe. Dans ce cas il est très-ordinaire, nous
l'avons vu plusieurs fois, et l'observation n°. 50,
que nous avons rapportée dans la cinquième section,
en offre un exemple remarquable ; il est, disons-
nous, très-ordinaire qu'il s'établisse alors dans ce viscère une affection organique. Nous sommes portés
à croire qu'ici les traces d'une pareille affection
existoient déjà dans les trois mois qui ont précédé
le traitement de M. *Pradier*, et que, dans les derniers temps, elle a pris, comme cela a toujours lieu
sur la fin de semblables affections, un développement beaucoup plus rapide. C'est pour cela que
nous regrettons que l'ouverture du corps n'ait
pas été faite. Les praticiens, habitués aux recherches d'anatomie pathologique, douteront difficilement de la probabilité de notre présomption.
Dans ce cas il est évident que le soulagement
opéré par les remèdes du genre des révulsifs, ne
peuvent que bien foiblement retarder le progrès
de cette affection consécutive, devenue maladie
principale.

4°. Cette observation nous fait naître encore
une autre réflexion, qui, entre les nombreux inconvéniens des remèdes secrets, en signale un qui
n'est pas sans doute le plus grave, mais qui n'est

pas sans importance. Les malades et les gens peu instruits , portés à former leurs conjectures sur la composition des remèdes auxquels ils attribuent leur guérison , et à l'usage desquels ils hésitent cependant à recourir de nouveau, à cause des difficultés qu'opposent ou les distances , ou le prix qu'y mettent les possesseurs, cherchent à les imiter et le font sans discernement et sans succès. C'est ce qui est arrivé au malade qui est le sujet de l'observation actuelle. La composition qu'il a imaginée étoit de nature à anéantir l'effet avantageux de ce qu'elle pouvoit contenir d'utile. Cependant, dans le rapport que nous avons fait au Gouvernement, nous avons donné, autant qu'il nous étoit permis de le faire , l'idée précise des qualités apparentes et de la manière sensible d'agir du remède , de façon à écarter au moins les inconvéniens des fausses tentatives. Nous avons même eu la satisfaction de voir que, depuis ce que nous avons pu et dû dire à ce sujet , les essais que des hommes instruits et judicieux ont imaginé de faire ont eu des effets très-semblables à ceux qui se sont passés sous nos yeux dans les traitemens dont nous avons rendu compte. Les analyses bien faites qu'on a publiées de la liqueur qui fait partie de ce remède , quoique exécutées au moyen d'abus de confiance auxquels nous ne saurions applaudir , sans en faire connoître la véritable recette, ont mis cependant sur la voie d'imitations qui ne seront pas sans utilité.

5o. C'est encore ici le lieu de prévenir une erreur dans laquelle ne tomberont jamais les observateurs instruits, mais qui, malgré ce que nous avons dit dans notre rapport, et répété dans l'analyse des observations qui lui servent de preuve, a conservé dans le monde quelque crédit. Nous voulons parler de l'importance qu'on cherche encore à attacher à cette matière blanche que l'on recueille à la surface de la peau et des cataplasmes. Elle n'a rien de commun avec ce que l'on appelle improprement la craie des affections goutteuses. Elle s'observe après l'usage de plusieurs des cataplasmes qui ont été préparés à l'imitation du remède de M. *Pradier*, comme après l'application de ce remède lui-même, quoique les premiers ne contiennent aucune substance à laquelle on puisse donner le nom de craie. Elle ne nous paroît nullement comparable au sédiment connu que déposent les urines des personnes disposées à la goutte, soit dans les intervalles de santé dont ils jouissent entre leurs accès, soit après la terminaison de ces accès mêmes. Elle peut encore moins se comparer aux matières qui sortent des tophus qui se forment dans les gouttes fixes et chroniques. Le tophus succède aux nodosités qui engorgent les ligamens ou les tendons aux environs des articulations. Leur substance est évidemment le produit de l'altération qu'éprouve alors le tissu fibreux, par le genre d'inflammation chronique et de suppuration lente propre à ce tissu, que la goutte y cause quand elle est devenue fixe. Cette substance n'existe donc pas plus, comme cause dans la goutte aiguë, que le pus qui se forme lentement dans toutes les autres inflammations chroniques n'est la cause des phlegmasies aiguës auxquelles souvent celles - là succèdent. Ce seroit donc en imposer que de vouloir prouver, par la présence plus ou moins abondante de la matière blanche qui se trouve dans les cataplasmes, qu'on a enlevé la cause de la goutte, et qu'elle a été par-là radicalement guérie.

Nous ne donnerons pas plus d'étendue aux observations et aux réflexions que nous avons eu occasion de faire depuis la première publication de notre rapport.

Nous avons cru que celles-ci pouvoient donner encore plus de précision à la détermination des limites dans lesquelles il nous a paru nécessaire de restreindre la mesure d'utilité que l'on peut attribuer au remède de M. *Pradier*. Elles font sentir, encore mieux que nos premières observations, combien il est essentiel que ce moyen, qui certainement est utile, et qui a, dans beaucoup de cas, des avantages réels sur les moyens révulsifs communément employés , soit administré avec la méthode et le discernement qui n'appartiennent qu'aux hommes instruits et habitués à observer ; combien son usage est loin de dispenser des soins préservatifs et des moyens de régime propres à combattre les dispositions qui favorisent le renou-vellement des accès goutteux. Elles ajouteront une nouvelle force aux motifs du vœu que nous avons exprimé à la fin de notre rapport, et prouveront à quel point il peut être dangereux , malgré son utilité , de laisser ce remède entre des mains in-habiles , et de souffrir que , faute de savoir dis-tinguer les circonstances dans lesquelles ce genre de traitement peut suffire , de celles dans les-quelles il doit être insuffisant, des hommes trop confians soient entraînés à leur perte par une sécu-rité qu'autoriseroient à leurs yeux des succès assez remarquables , et par la crédulité qui attache si naturellement le vulgaire aux choses mystérieuses ou secrettes.

DE L'IMPRIMERIE DE MADAME HUZARD.